心療内科
ケーススタディー

プライマリケアにおける心身医療

東邦大学教授
中野弘一 著

株式会社 新興医学出版社

序

　著者は心療内科をはじめて30年になる。第2内科に大学院生として在籍してから心身医学の教授に昇格するまでの18年間は寝食を忘れて学び続けた。教授に昇格後6年間は，恩師筒井末春名誉教授の退任にリンクして新興医学出版社から「摂食障害の心身医療」を出版するなどそれまでの心身医学の仕事をまとめ次の仕事への準備を進めてきた。平成14年からは臨床研修制度への対応と専門医研修のコースの構築を命じられ臨床を離れ管理業務を専らとし，さらに今年からは大学学長補佐となり教育改革や研究支援の仕事へと異動した。そして心療内科の臨床は聖路加国際病院で週一回外来を担当するのみとし，第一線は退いたつもりになっている。

　管理業務を専らとするにあたり心身医療は卒業という心境であった。卒業には卒業論文が必要であると考えていたところ，服部相談役より出版のご依頼をいただき今回の出版となった。途中執筆が滞り大幅に予定から遅れてしまったのは一重に筆者の怠慢にある。タイムリーに出版できなかった点お許しいただきたい。

　さてこの本はケーススタディーの様式で構成されている。まず症例が提示されそれにまつわる心身医学的な知識と著者の治療の体験から得たものをQandAのスタイルで述べていくという方法で作ってみた。本書の元になったものは末尾に挙げてあるが，心身医療の第一線を退いた後の5〜6年に筆者が医学雑誌や書籍に投稿した27本の論文の修正，追加変更などをまとめたものである。したがって心身医学の卒業論文にふさわしいと勝手に考えている。

　著者のつたない考えや自分なりの診断や治療の組み立ては御臨読いただく諸先生方にお役に立つかどうかはわからないが，著者がこの領域に携わる間に得たものはほとんどここに詰め込んだように思う。浅学の徒ではあったが，皆様のお役に立つ部分が少しでもあれば喜びにたえない。

　この本をまとめるにあたり心身医療を東邦大学でともに奮戦した医局の同士

や心身医学がまだ細々としていたときから学会や研究会で励ましあった同世代の他の施設で学んでいた同士たちに感謝するとともに，私の存在を支え続けてくれた妻博子と二人の娘と息子に感謝したい。

2009年6月

著者記す

目 次

1. 心身症とは ………………………………………… 1
2. 持続する頭痛 ……………………………………… 9
3. なかなか止まらないめまい感 …………………… 15
4. 冷える感じ ………………………………………… 24
5. なかなか寝付けない ……………………………… 31
6. かゆみによる不眠 ………………………………… 39
7. 勃起しないという困惑 …………………………… 46
8. 浅くて速い呼吸 …………………………………… 58
9. 持続する微熱 ……………………………………… 64
10. 突然起きたパニック発作 ………………………… 70
11. 動悸・胸痛が気になる …………………………… 78
12. 軽症うつ病 ………………………………………… 88
13. 対象喪失後の抑うつ ……………………………… 99
14. 脳血管障害後のうつ ……………………………… 107
15. 摂食障害としての拒食 …………………………… 115
16. ダイエットによる心身症 ………………………… 122
17. いわゆる自律神経失調症 ………………………… 129
18. 不定愁訴ということ ……………………………… 136
19. 生活習慣病として中年期心身症 ………………… 144
20. 中年期クライシスをむかえて …………………… 149
21. がんばりすぎる中年男性 ………………………… 156
22. 中高年の世代的不安 ……………………………… 162

23. ひきこもり ………………………………………………171
24. 心身症におけるストレス ………………………………186
25. 包括モデルは難治心身症治療モデル …………………193

おわりに ……………………………………………………………205
文　献 ………………………………………………………………211

1. 心身症とは

症例：20 歳の男性，大学生

主訴は吐血である。

今日まで病気を知らず健康である。大学に入ってすぐにプールの監視員のアルバイトを始めた。2 ヵ月前にレスキューの実習も受け，万が一の時の対処を学んでいた。アルバイト初日にめったに起こらないアクシデントが起こった。上級コースで泳いでいた中年の男性が足がつったのか急に泳ぎが止まりもがくようにプールの底に沈んでいった。

監視塔の上から急いで降りプールに飛び込みプールサイドに引き上げ人工呼吸と心臓マッサージを仲間とともにはじめた。とても緊張していて蘇生を続けながら，救急車の到着を待った。実際には 10 分もたっていないようであったが，彼にはとても長い時間のように感じられた。

救急隊が到着し，救急車のサイレンの音が遠ざかって搬送されていくのを見送りほっとした。すると急にからだがだるいような気がしてその後，胃の辺りがムカムカして急に吐き気を催した。急いでトイレに入り，嘔吐するとコーヒーものんでいないのにコーヒー色をした吐物が次々にでてきた。今まで見たこともないようなもので，びっくりしたが，日曜日でもあり腹部を冷やし一晩寝て次の日を待って朝すぐに近くの病院に行った。すぐに胃内視鏡検査を受けたが胃には病変は認められなかった。

Q：症例の評価は？

本症例は急性出血性胃粘膜病変（AGML）であり，経過から急性の心理的ストレスに胃粘膜が反応し粘膜病変が形成され持続する出血から吐血するほどの出血となったが，次の日には粘膜病変は修復され検査時は病変を認めない程度まで改善したと考えられる。急性の心身症の典型的なものと考えられる。かつては拘束水浸という方法でストレス潰瘍の動物を作り心身症の実験をしていた

が，ヒトが水に長時間浸かって症例と同じような消化器病変ができてしまった例もある。

別の症例を簡単に紹介する。症例は会社の社長でハンティングが趣味である。狩に夢中になり禁猟区域に踏み込んで銃を放ってしまった。すぐに監視員のパトロールが回ってきた。逮捕されたら会社に迷惑がかかると思い見つからないように，水辺で後悔の念にさいなまれながら肩まで水に浸かり一時間くらい身を潜めていた。すると急に吐き気を催し大量の血液を嘔吐した。近くにいた監視員に事情も聞いてもらい助けてもらった。この例も提示した症例と同じように水浸と緊張という心身両面からのストレスによって消化器病変ができたことになる。

Q：心身症とは？

素敵な人と話をしていると心臓がドキドキしたりする。試験前に合格する答案ができるかと心配しているとトイレに行きたくなる。テストへの準備を怠けた時はなおさらである。素敵な人と話しをしていると好意を持っていると，心臓の心拍が促進される。試験ができたかと心配する不安を持っていると自律神経でコントロールされている尿意を催すというからだの働きが変化する。気持ちが変わると身体の働きが変化する。このこころとからだの関係を心身相関という。心身相関が認められる器質的または機能的疾患のことを心身症と呼ぶ。

Q：心身症になるために必要な刺激の条件は？

素敵な人と話をしてドキドキした1時間後に一人で昼ご飯を食べているときにはもう動悸はしない。また試験が終わり勉強不足でやっぱりできなかったと思いながら帰りにラーメン食べている時はもう尿意は催さない。からだへの刺激は持続しなければ心身症は出来上がらない。

たとえば会社で上司に書類の書き直しを厳しい口調で指摘を受けた新入社員

の男性職員がいた．一生懸命やった仕事であったので少しショックを受けた．気を取り直し書類を作り直して上司に提出した．そのときから手が震えて止まらなくなった．上司に受け取ってもらいホッとしたが，帰宅後夕食を食べようと思い箸を持ったら，震えて食事が摂れないほどであった．上司に叱られた刺激が時を越えてからだに影響していると考えられる．このような持続的なストレスがあると心身症に移行するかもしれない．

Q：心身症を疑う時

　心理的ストレスを感じた後に症状が出現したら心身症の可能性がある．しかしこの状態は誰でも医者の診断を受けなくても気づくことができる．では気づきにくい心身症のサインはどのようなものであろうか．たとえば原因不明の痛みが続く，風邪がなかなか治らない，検査を受けても異常が見つからない，症状に対応する薬を使っても軽快しない，運動しても休養をとっても軽快しない，いつももっと頑張らないといけないような気がしている，いつものように寝付けない日が何日も続く，いつもと違って早く目がさめるなどがサインである．

Q：心身症の鑑別

　心身症の診断には器質的な疾患との鑑別が必ず問題となり必要となる．心身症として了解できるプロセスがあるので器質的疾患の検査はしなくてもよいということはないのは当然である．心身症の治療を担当するのが内科出身の医師であることが適当であると考えられているのはこのためである．

　鑑別診断は治療経過中新しい症候が出てきたときにはいつも作業仮説を立ていつも演繹を繰り返していないといけない．心身症治療経過中に発生した器質疾患に対して心身症による症状と誤認したり，心理面の評価を怠り心身症治療中に移行した精神病を見落としたりという失敗をしないようにするためには診断プロセスに発生する診断仮説をいつも心身両面から批判的に吟味しなければ

ならない．たとえば自験例でこんな症例があった．ガンノイローゼと診断されている初老の男性である．胃の透視検査と内視鏡をここ8年間年2回ずつ欠かさず受けている．いつも検査を受けた次の日にガンができているかもしれないと心配し続けかかりつけの心療内科医では検査はしてもらえないので大学病院心療内科に受診した．私も病気は心気症と診断した．しかし患者の強い希望で行った内視鏡検査で軽微な早期ガンが見つかった．彼の年余の心配は正しかったと言える．なんでも繰り返し検査をしなければならないわけではないが，繰り返し診断仮説を立て繰り返し棄却する作業は心身症をみる上ではいつも必要な心掛けである．

Q：心療内科という専門性は？

　心身症を診察する診療科が心療内科である．10年くらい前に標榜科として表示することが認められた．最近都会には心療内科が増えたが，全体的にはまだ少ない．近接の領域にはメンタルクリニックや総合診療科がある．心療内科で診察を担当する医師は内科あるいは精神科で医療を学んだものが大部分である．心療内科として完結するには内科，精神科そして心療内科での経験が必要でさらに小児科，婦人科，皮膚科など医学全体にわたる幅広い見識が求めらる．私も心療内科に携わり30年になるが，見識や経験は万全ではなく内科にかたよってしまっている．したがって自殺念慮，焦燥感などの心理面への対処や家庭内暴力や虐待への処置は得意ではない．

　一方精神科での経験が中心の医師はからだの不調に対する検査計画や治療方針の立案が不得意である．さらに治療の環境も関係する．精神科の病棟を持っている病院の心療内科と急性期疾患を中心に診ている内科や外科の病院の心療内科は診療を受け持つ範囲が自ずと違ってくる．したがって患者自身が困っていることと診療している心療内科医の得意な領域がフィットしているかどうかを繰り返し話題にすることが必要である．心療内科に関する相談をどの領域であっても完全に行うことは担当する医師にとって本当に難しいことである．心

療内科という領域自体が不完全で自己完結できていない未熟な領域であるので，病を持つ者とともに心療内科という臨床を発展させていき，成熟した少なくとも自己完結できる領域になっていくことを願っている。

Q：心療内科がない時はどこにかかればよいのか？

最近は総合病院至上的で，すぐにCTやMRIなどの大型機器による検査を行い，検査に依存した診断が医師も患者も一番良いと考え始めているが，心身症の診断，治療過程にはあてはまらないと思っている．大学病院心療内科医の側から大型検査至上主義をとらえると初診患者には背景の情報がないので生物学としてのヒト，つまり万民に適応できる検査，いいかえれば間違いの少ない検査の組み合わせを選ぶようになり検査は過剰になる．平均的な大病院の心療内科医師は大部分経験不足の若い医師といえる．しかし一方診療所の医師は住居環境，地域のお祭りなどのイベント，母親の心理的特性を知っている可能性がある．そのためすぐに社会的背景や家族を含めた心理的特性を診断の意思決定の要素に加えることができる．

なにより診療の経験の年数が長い仕上がった医師である．その結果診断に必要な検査は個々人に必要なものだけを選ぶので，件数は少なくてすむ．したがって大学病院心療内科と近所の診療所とを二者択一で選ぶのではなく，まず近くの診療所それから検査や専門評価のために大病院に行き見立てと方針が立ったら近所の医師というように行き来をすることが賢い心療内科の病院利用の方法だと考える．心身症を疑ったときの最も良い診療様式は病診連携の方法である．

Q：心身症が治るかもしれないきっかけを掴むということ

外来での治療が膠着してくると入院を勧めることになる．過剰適応のタイプの心身症患者は入院しても1週間程度は電話をかけ続けパソコンで連絡メール

を送り続ける。1週間ぐらいたつと顔つきが穏やかになってくる。そしてメールや電話をやめ他の患者と同様の生活を始める。入院の病棟に特別の仕掛けがある。病院の特別な仕掛けとは時間の進みが遅いということである。いやほとんど止まっている。この仕掛けに気づき同化した患者は一気によくなる。よくならないまでも余裕が出てくる。入院したその瞬間患者だけが職場から抜け出して机の上はそのままになり，職場に出て行くとゆっくりと動き始める。夫婦喧嘩が続いていても病気のために一時休戦となる。つまり時間がフリーズするわけではないが，仕事に家庭に十二分に貢献し続けた過剰適応のヒトだけは周囲が数週間の時限で時間をとめる許可がもらえる。この時間の進み方の違いを本当に体感するとリラックスとか休養とかという現象がわかったことになるといえると思う。一生懸命休んでいるうちはまだチャンネルは切り替わっていない。

この入院患者に観察される時間を止めることは，外来通院患者であってもつかみ取っているひとはいる。病院という特別な空間の待合室というさらに特別な場所でリラックスとか休養という心身症治療にはどうしても身につけなくてはいけない技法を繰り返し訓練しているのである。順番を今や遅しと待っている人には無理なことではある。

：心身症を治すということ

心身症の治療法には心理的方法と身体から治す方法に分けて考えている。心の痛みがひどい心身症には心の方からの代表はカウンセリングで，身体の症状が強い心身症は身体から治す代表である運動であると私は考えている。心身症の専門家たちは私に限らず言葉での治療の限界をいやというほど感じており，身体から入りたいと考えている専門家の方が多くいるように思う。慢性疲労症候群の研究会でも身体を動かすダンスによる治療の試みが発表されていた。中によくなる方が出るだろうと思って聴いていた。もちろん普遍的治療というわけにはいかないが，動けないほど心も身体も辛い状態を少しずつではあるが身

体を動かすことで身体の活性を上げていけば中に元気になるヒトも出そうである。

ATP は使うだけしか産生されないし，保存もできない。従来から万病に効くと今まで考えられていた安静という治療法と正反対の動に向ける治療が心身症には理屈の上でも成り立つと考えられる。糖尿病の治療に静より動がよいと考えられているのと同様である。

Q：心身症を予防するためには？

心身症の多くはストレスによると考えられている。しかしそのストレスは避け得ないほど満ち満ちている。ヒトが複数で重なって生活しているので，仕方がない。ではそのストレスのなかで心身症にならない工夫が必要であろうか？

自分ひとりでできることが一番いい。まず生活の中の余裕ではないだろうか。時間の余裕は気持ちの余裕を作る。よく寝て，きちんと食べて，少し運動といった生活の改善である。心理的に不安になったときには考えが中心となり，体が動かなくなる。考えているだけではなくて出来そうなことから少しづつ実行していくように指導する。

ヒトは一人ではなく身近なヒトが互いに助け合って生きている。働くヒトを心身症から守るには働くヒトに裁量権があることが病気になりにくくすることとともに助け合って生きていくというシステムを持っていること，または上司とのいい関係を持っていることが大切であることが実証されつつある。デマンド・コントロールモデルである。つまり社会の中にソーシャルネットワークをもち，他の人が与えてくれるソーシャルサポートを持っていれば心身症の発生頻度が下がるというエビデンスである。ソーシャルサポートは予防にも効果の高い方法である。ソーシャルサポートをたくさん受けるには自分が他者にたくさんサポートをすることだと思う。ヒトの手助けをすると一見自分が得をすることはないように思われがちであるが，ソーシャルサポートを貰っているということはある。

表1　心身症にならないための工夫

- 日常生活の改善
- うその生活を少なく
- 急がない
- 酒やおいしいもので憂さを晴らさない

　それから背伸びしたポーズをとらせないことである。会社の私と家庭での私が大体同じということである。もしこれを身につけることができたら身近にあるストレスを本当に少なくすることができる。真実とうそごまかしの隙間を酒や美味しいものを食べることででうさを晴らしたりすればたちまちストレス関連生活習慣病たとえばアルコール性肝障害や肥満による糖尿病などにつかまってしまう。

2. 持続する頭痛

> **症例：55歳の男性，会社員**
> 　5年前，都心を運転中に頭を締めつけられるような激痛があり，同時に気が遠くなるような感じが出現した。気が遠くなるような感じはすぐに軽快し頭の締めつけられるような激痛もすぐに治まったが，また同じような状況になったときの不安感は強くなり，近医の内科を受診した。精査の結果，異常なしといわれたが安心できず，数ヵ所の医院を受診したところ，いずれも異常なしといわれた。不安は解消してはいなかったが，症状も再発していなかったのでその後は放置していた。
> 　4年前，起床時に頭を締めつけられるような頭痛が再び出現した。以降連日4年間，日内変動もなく1日中頭痛が続いていた。ふらふらして歩けないため，会社もこの1年間は休職している状態である。その間も都内の医師を何ヵ所も受診し続けたが，すべて診断は異常なしであった。さらに昨年，某大学病院に10日間入院し精査を受けたが，まったく異常なしであった。

：患者の見立ては？

　医学的診断としては，緊張型頭痛と全般性不安障害とするか，痛みが寛解せずに続いているという視点をとらえれば疼痛性障害ということになろう。ここで心身医学的に見立てると視点つまり，どうなおしていくかというイメージをともなった評価というためには医学的診断は疼痛を鑑別していく以外には役に立たない。
　この症例の見立ての視点は，強く頭痛が出た時，なぜ心療内科へ相談にくるほど不安が強くなったのかという点に疑問を持つことではないだろうか？
　身近な人が頭痛から重い病気であることがわかったことがあるか，さらにはくも膜下出血のような急激な経過をとる病気を見聞きし，そのため自分も同様

表2　本症例の見立ての概略

- 緊張型頭痛または大後頭神経痛など器質的主診断を見立てる
- 慢性化している要因たとえば心理的要因を見立てる
- 強迫的性格等痛みを長期化されることに貢献する人格特性を見立てる　など

に死にいたるかもしれない，または重大な病気になっているのかもしれないと心配になった可能性が想起される。この点については，初診の時のみならず何回か質問してみるとよいと思う。

このように心理的側面からも病状を評価することがいわゆる全人的といわれる1つの視点である。

先人の視点を引用するとすれば石川が指摘した鑑別すべき疾患を想起するための頭痛を症状の信号としての意味といい，死ぬかもしれないという心配への連鎖の部分を症状の象徴としての意味とよんだ。信号と象徴の原理としてまとめられている。

：慢性疼痛の治療上の問題点は？

慢性の疼痛の評価には客観的指標をもてない現在，患者の訴え，つまり主観に依存しなくてはならない。したがって，痛みの程度は患者の訴えによって確認する以外に方法はなく，少しも良くならないという訴えに対しても再評価の方法はない。

したがって慢性疼痛における自覚的痛みは客観化できない。詐病や虚偽性障害と混同されやすいが，病態は異なる。詐病は意識的に症状を訴えており，虚偽性障害は無意識に訴えている。患者が疼痛で苦しんでいることがわかれば，必ずや担当医は共感的対応を行うはずであるし，現存する病態に対して治療者が何か治療を行えばそれによって少なからず改善を示していく。慢性疼痛は難治な病態ではあるが，一般内科医が主に扱ってほしい病態である。

Q：治療目標の設定は？

　心理的要因については患者自身強く否定し，「私の病気には心理的な面はこれっぽっちもない，そのことは私自身が誰よりもよく知っている」と述べている。また，本症例は経過が長く，治療対応の基本は，症状の消失を目的とすることより，薬物および病院から離れることが最も重要であり，症状をもちながら社会的な活動がどこまでできるかという，いわば症状との共存を目指した治療法が受け入れることに導くことが短期的な意味での治療の目標である。

Q：慢性に訴えられる疼痛の診断はどうするのか？

　現在診断にはDSM-Ⅳ-TR[2]による診断基準（表3）を操作的に用いることが，一般内科臨床では一般的である。

　疼痛性障害は3つの特徴から診断する。1つは強い痛みが存在すること，もう1つは機能に障害を引き起こすこと，第3は心理的要因の関連である。

　さらに病因と持続に関連した要素を最も特徴づける病型に基づいて，次の3つにわけられる。

　1つは心理的要因と関連した疼痛性障害，2つ目は心理的要因と一般身体障害の両方に関連した疼痛性障害，そして3つ目は一般身体障害と関連した疼痛性障害である。

　しかし第3の病型は精神疾患とは考えず，身体疾患として記録される。実際

表3　疼痛性障害の診断基準の要素（DSM-Ⅳ-TR）

1. 疼痛が主訴となっていて重篤である
2. その疼痛は，著しい苦痛や社会的，職業的な機能の障害を引き起こしている
3. 心理的要因が，重要な役割を果たしている
4. その症状は，意図的ではない
5. 精神および身体の他の疾患によらない

の臨床における診断は,「心理的要因と一般身体障害の両方に関連した疼痛性障害」が圧倒的である。

また,疼痛の持続時間を示す場合,6ヵ月未満は「急性」,それ以上は「慢性」とする。臨床上問題となるのは慢性疼痛である。

DSM-IV-TRに至るまで,DSM-III (1980) では心因性疼痛障害という用語が用いられていた。心因という語があたかも痛みがないような誤解を生みやすいという問題点があった。DSM-III-R (1987) では身体性疼痛障害とし,6ヵ月以上の痛みへのとらわれを診断項目とした。DSM-IVでは,心理的要素が重要な役割を果たしているとする判断基準は示されていない。したがって診断のポイントは,重要な役割を果たしていると判断されるという治療者の主観に支配された基準となってしまっている[3]。

精神神経疾患委託研究西間班による心身症としての慢性疼痛の診断ガイドライン[4]も,ほぼDSM-IV-TRの診断基準と類似している。表3の1,2,3の3項目は同様で,疼痛の存在については治療抵抗性で6ヵ月と規定している。しかし心理社会的因子の評価基準は明らかにはできていない。またガイドラインでは,「気分障害や不安障害が,痛みに先行あるいは同時発症したり,その結果として発症する場合もある」と加えている。「心身症としての」という部分に対応しての基準と思われるが,心理的な参考事項を追加記述しているにすぎない。

いずれにしても慢性疼痛の診断は,患者の愁訴に依存する主観的なものであるというとらえ方が重要である。

：症状寛解を目的とした対処方針は？

鎮痛薬は誰でも思いつく症状寛解のための手段であるが,慢性の段階では有効性は高くはない。鎮痛薬での治療は,慢性疼痛では有効とはいえない治療法である。慢性疼痛では鎮痛薬の効果が不十分であるため,乱用されたり,嗜癖に至り薬物依存や中毒という新たな病態をつくることになってしまい,結果的

表4 慢性疼痛に対する薬物使用の注意

- 鎮痛薬を使いすぎ，乱用・嗜癖をつくらない
- 抗不安薬の常用量依存に注意する
- 依存の出にくいSSRIに置き換えていく

には医師が病態の悪化に加担することになってしまうからである。

抗不安薬や抗うつ薬は症状寛解を目的として用いる場合があるが，症状緩和の手段として特に抗うつ薬は優れた手段である。

抗不安薬は，慢性疼痛患者に多く用いられている薬剤である。多幸感などの薬効により患者の自覚的有効性が得られやすいため，継続処方される。しかし継続使用すると，常用量依存を含めるとすべての症例に薬物依存を惹起してしまう。また，筋弛緩作用を目的として使用されたときも有効であることが推定されるが，高頻度に依存が発生するので短期採用の後，離脱を方針とすべきである。

：症状緩和を目的とした対処の方針は？

慢性疼痛の重要な方針は，症状との共存を前提としたケアである。

ケアの手段として有力な薬剤は抗うつ薬である。抗うつ薬は，ケアを目的とした疼痛閾値の低減という直接薬効と，必発ともいえる心理的抑うつ感をケアする薬効を有する。従来の三環抗うつ薬アミトリプチリン（トリプタノール），クロミプラミン（アナフラニール）の有効性が報告されている。しかし副作用の少ないSSRIも，同様に効果が期待できる。用量は少量パロキセチン（パキシル）であれば10〜20mg／日から開始し通常の治療用量40mg／日まで増量していく。

またセロトニン・ドパミン受容体拮抗薬であるリスペリドン（リスパダール）の1〜2mg／日の少量使用や抗ドパミン薬であるスルピリド（ドグマチール）150mg／日の使用も検討されるべきである。

表5 ペインマネジメントプログラムの概要

- 中立的反応
- 運動等のリハビリテーション
- 使用薬剤の漸減
- 家族のカウンセリング

 ケアを目的とした対応方針として最も優れたものは，中立的な反応である。
 中立的な反応とは，治療者が患者の痛みに同調する反応ではなく，痛み増強のメカニズムを遮断し，さらに痛みを緩和するのに有利な行動を強化し継続させ，不利な行動を減じることを中心とする。
 丸田らが提唱しているペインマネジメント・プログラムは，疼痛に伴う行動に対して，中立的反応と運動を中心としたリハビリテーション，鎮痛剤・鎮静剤の漸減，グループディスカッション，体の諸機能に関する講義，家族カウンセリングなどを組み合わせた治療法である。
 治療目標は，痛みをなくすことではなく痛みを生活の一部として受け入れ適応すること，痛みにもかかわらずできる限り充実した人生を楽しめるようにすることである。
 治療成績は，408例のfollow up studyのなかでプログラムを完全に遂行できた249例の3年後の成績は46.6％で，改善が維持されていたと報告されている。また本邦においても室津らがリハビリ医を中心にした慢性疼痛管理プログラムを作成し，22人の成績の報告では，VAS（visual analogue scale：視覚的測定尺度）による痛みの自覚は有意に減少したと報告しており，追試によって有効性が確認されている。

3. なかなか止まらないめまい感

症例：30歳の女性，主婦

主訴は持続するめまい感である。

小学校の頃より朝の朝礼は苦手な方で，ばたりと倒れたことはないが，気分が悪くなり，校長先生の話が遠くに聞こえるようになってしまうことは時々経験していた。急に立ち上がったり，食事のあとにふらふらする感じを味わうことはしばしばであった。3ヵ月前頃から不動産の売買の件数が急に増え，資格を持っているのは彼女しかいないため，昼食の時間も不規則になり，帰宅も遅くなり多忙だと感じる頃よりふらふらするようなめまい感がひどくなってきた。耐え難かったが，仕事が少し落ち着いてきた今年の夏頃から，めまい感は夕方になるとひどくなり，寝るときも朝起きるときにめまい感が出現するのではないかと不安である。総合病院の内科を受診したが，耳鼻科での診療を勧められ，聴力検査および平衡機能検査を受けたが，眼振は認められず耳鼻科的な2つの検査はいずれも正常であった。そのため耳鼻科から投薬を受け，めまいを止めるための対処治療が試みられたが効果が認められなかったため中断した。めまい症状が持続することへの不安が強く，精神的な影響があると患者自身が考え心療内科を受診した。めまい感は常時出現し，夜になるとまためまいがひどくなることが不安になると訴えていた。さらに患者は夕方になるとめまい感がまた強くなると思うと落ち込んでしまうと訴えた。

Q：この症例に対する治療の実際は？

先行した治療施設つまり今回の場合は耳鼻科ということになるが，そこでの治療が十分効果があがっていないとクライアントが考え来診したケースである。医学的に考えられるプライマリーな対処はすでになされていて，効果が十

分でないということになる。

　このケースについては，めまい感は常時出現しているが，夜になるとひどくなることが不安になると訴えているため，深い睡眠が得られれば症状は軽快すると考え，十分な睡眠を得ることを治療の目標とした。さらに患者は夕方になるとめまい感がまた強くなると思うと落ち込んでしまうので，抗うつ薬と睡眠導入薬を用いることとした。症状を身体症状のひとつとしてとらえ症状を消去するための治療を組むという方法で対処すれば，症状に対してはいくつかは必ずうまく対処できなくなり，患者に「めまい感は止まりません。」といわばお手上げの通告をすることになる。しかし不眠や抑うつがめまい感を強くしているかもしれないと考え，これらの不安や心配を軽くすれば，めまい感が軽くなるという作業仮説をたてた。めまい感を不眠や抑うつの軽減によって軽快させることができると考えた。具体的には抗うつ薬と睡眠導入薬と，自己の症状への注意集中を減じる生活指導を行った。その結果約3ヵ月の経過でめまい感は消失しないものの日常生活可能な状態まで症状は気にならなくなっていた。

：心身症周辺疾患としてのめまい症状への対処の原則は？

　心身症周辺疾患においては精神症状に修飾され，あたかも心理的によると考えがちなめまいを器質的疾患を想定し鑑別していく診察姿勢は大切である。つまりめまい感を示す患者を診察するとき，器質的疾患を鑑別すると，心理的疾患にたどりつくとするフローチャートから脱却する必要がある。心理的疾患は臨床検査異常なしのときにつける病名ではないことも当然である。
　気の遠くなる感じは若年者では起立性低血圧症によるものが多く，高齢者で

表6　めまい症候の鑑別診断

気の遠くなる感じ 　　例）起立性低血圧症
クラクラする感じ 　　例）過換気症候群，パニック障害，気分障害

は椎骨脳底動脈循環不全症が多い。またクラクラする感じを訴えやすいものは過換気症候群，パニック障害，気分障害などである。

心身にわたる症状を治していくには発症した要因にこだわらず，今ある状態を把握し，その症状を軽減させるための治療戦略は立てやすい。戦略としては，訴えを除去しうることを目的とせず，たとえばめまい感を持ちながら日常生活の中で慣れていくという方針をもち，症状があることを肯定しつつコントロールし，症状を包み込むように軽快させていく方法が有力である。

Q：機能性めまい症状に対する心療内科的治療目標の設定は？

たとえばめまいの症状が出現している患者に対して，行動パターンの分析をしてみると，仕事への過剰適応が連鎖していることが理解され，それは幼少時アルコール依存であった父親への怒りに根ざしていることが推測されたとしよう。患者は治療者から生活パターンの変更を指示され，家族の団欒や子どもと一緒に遊ぶことに努力するようになりその結果めまい感はまだ軽く残ってはいるが，会社中心だけの生活しかできない状態から，会社の仕事も家族との生活を楽しむこともできる，以前に比べてより豊かな生き方のできる人間に自分が変化していった。この過程は単に治療者が症状を消失させるためのアプローチというよりも，患者自身が自分を苦しめている症状を媒介として生き方を変化させていくものである。このような治療目標は人を病気とのかかわりによって人として一段成長してもらうという壮大なものである。このような治療目標設定のよりどころは成長モデルである。

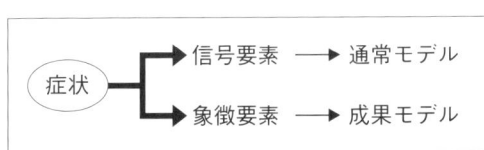

図1　めまいに対する心身医学的治療モデル

表7　包括的モデルによる対処とは

- 症状を直接あつかわない
- 心理的な元気を目指す
- よく食べよく眠ることを目指す

Q：症状を直接扱わない治療手法とは？

　心身にわたる症状を治していくには特別な場合を除き，いくら原因を確かめても治療戦略が生まれてこない。むしろ今ある症状のため，嫌な気持ちに支配されていたり，不安であったり，ドキドキしていたり，眠れなかったり，気分が沈んでいたり，さらに錯乱しそうな感じがしていたりしているはずである。対処するには今ある状態をより的確に把握したほうが，症状を軽減させるための治療戦略は立てやすい。そこで，患者の苦痛について因果論的理解は追求せず，訴えを除去しうることも目的にしないという方法を提案したい。たとえばめまい感を持ちながら日常生活の中で慣れていくという戦略，症状を持ちながらコントロールし，症状を包み込むような戦略を想定した。いわば症状を真綿で包み中心の持っているとげとげしさをすべて包みこむような感じである。著者は包括モデルと呼んでいる。つまり所見に見合わない訴えへの対処には，症状の持っている主観的違和感に対して主観的な感覚の除去を目的にするのではなく，その症状を自分の持っている一部として感じるように指導し，いわば外から攻めてきた病気という異質なものという感じから，障害部分を自分の一部として取り込み，症状を同質なものとして自分の一部として認識し違和感を軽減していくねらいである。

Q：愁訴としてのめまいとは？

　めまいは一般的な症状であるが，自覚的に苦痛が強いため症状を持つものを苦しめる症状である。患者がめまいを医師や周囲のものに訴える時には，頭が

軽くなる感じ，気が遠くなる感じ，グルグル回る感じ，立ちくらむ感じとして訴えられる。しかし，めまいという言葉以外で伝えられたときには訴えられた医師やナースに誤って理解されることも多く，問診では訴えを持つものの主観に沿って把握するよう努めることが大切である。注意すべきは歩行障害をめまいと訴えたり，困惑している状態を「めまいする」と訴えたり，目のかすむ感じや頭痛をめまいと訴えることも少なくないので言葉に引きずられないことが重要である。ただし患者さんと応答しているときには「そのめまいと感じておられる症状について…」という感じの言葉を使って主語を形成して使っていくのは当然といえる。さらに総合診療においてめまいをとらえる場合においても周囲が揺れ動くような，あるいは自分の身体が動いているような感覚（vertigo）と気が遠くなる感じやクラクラする感じ（dizziness）の2つに分けることは一般的である。頻度としてはvertigoは少なくdizzinessが一般的である。

Q：Vertigo の鑑別は？

　vertigo症候の診療においては心療内科であっても器質的疾病との識別が重要であることにはかわりはない。精神症状に修飾され，あたかも心理的のようにみえるめまいを見誤らないように注意することが大切である。vertigoは大まかに頭痛にともなうもの，聴覚異常を伴うもの，めまい単独のものに分ける。初期聴神経腫瘍の50％は突発性や一側性進行性の難聴，耳鳴などの聴覚症状で初発するが，経過中にめまいや平衡障害をきたすことがあり，鑑別疾患として常に念頭におかなければならない疾患である。なぜなら病気の進行がゆっくりであるため治療者および患者双方が心因性であると納得しやすいからである。治療者は患者が診断に対して全く疑う余地がないと考えている時に器質的な病態が心理的症状に修飾され潜在しやすい。治療者はいかなる心身症の治療過程においても診断する視点つまり他の器質疾患の疾病仮説をたて続けなければならない。

　また，頭痛を伴うものでは脳血管障害を想起することが必要であるが，小脳

表8　臨床症状よりみたvertigo

A. 頭痛を伴うvertigo	小脳出血，くも膜下出血など
B. 聴覚症状を伴うvertigo	突発性難聴，メニエール病など
C. 単独vertigo	誘発性vertigo 1）頭を動かした時（定型的） 　①良性発作性頭位変換眩うん症（BPPV） 　②悪性持続性頭位眩うん症（MPPV） 2）首をひねった時（頸性vertigo） 3）左上肢運動時鎖骨下動脈盗血症候群

での血管障害では意識が清明でしばしば強い嘔気や嘔吐を訴えるため，胃腸障害と間違えられることもありうる．また精神科や心療内科を受診し心因性として向精神薬の処方をうけている場合が多いが，向精神薬の服薬により自覚症状が緩和されてしまうため，典型的で特徴的な症候がマスクされてしまうことがしばしばあるので，非典型的な病像を示している時には器質的疾患が同時に存在していることがあり注意が必要である．

さらに発作性頭位眩暈症としての症候をそろえていても，中高齢者では脳血管障害を合併している場合も少なくないことを平山が指摘しており，糖尿病，高脂血症，高血圧症を合併している場合，無症候性脳梗塞を疑う必要がある．

Q：気が遠くなるようなめまい感の評価と対処は？

心身症臨床で訴えられる症状の中で最も多い症状はめまい感である．めまい感は気の遠くなる感じや，クラクラする感じとして訴えられることが多い．脳血流の循環不全はすべての原因となりうるが，意識の中枢がある脳幹網様体が一過性に虚血になれば立ちくらみ，脳幹や小脳に一時的に虚血がおこれば中枢性のめまいとなる．

気の遠くなる感じは失神が起こりそうではあるが意識を失うほどではない程度の軽い脳虚血を反映した前駆症状と考えられる．気の遠くなる感じはフラフラする感じとして訴えられることもある．若年者では起立性低血圧症によるも

のが多く，高齢者では椎骨脳底動脈循環不全症がもっとも可能性の高い病態である。脳血流による低下によって出現するめまい感は頭重，動悸，食欲不振などを随伴していることが多い。

　起立性低血圧によるめまいと診断するためにはシェロング起立テストによって評価する。シェロング起立試験は数分寝かせてから臥位で血圧を測定し血圧を安定するのを確かめてから立たせて血圧と脈拍をはかる検査である。10分間血圧と脈拍を測定するのが原法であるが，5分で収縮期血圧の20mmHg以上（高齢者の場合は30mmHg以上）の低下を陽性とし，陽性所見が得られたら中止しても臨床的には十分である。起立時血圧が下がらず，頻脈のみを主徴とする場合もある。これを起立頻脈症候群（POTS）とよぶ。

　起立頻脈症候群は起立性低血圧より頻脈で血圧を維持している点でやや循環動態は保たれていると考えられている。高齢者においてある時点から急にフラフラする感じが自覚された場合は椎骨脳底動脈循環不全症と考えられがちであるが，あらたに脳幹部梗塞を合併していることが少なからず疑われるので，血小板凝集阻害薬などによる血流改善を目的にした予防的対処を行わなければならない。高齢者が長期にわたり高血圧症を有している場合急に正常血圧をめざし降圧してしまうと脳循環自動調節機構が長期の高血圧症の影響によって高い方へシフトしてしまっているので，脳血流の下げすぎによる循環不全をおこしてしまうことがある。

　朝礼や式典時に起こる起立性低血圧による急性発作は枕をはずして5～10分臥床するか軽ければ強く前屈し頭を心臓以下に下げるだけで軽快することもある。起床時症状が繰り返し出現する場合は，補液も有効な手段である。多くは立ちくらみの既往を有している。薬物による治療としては塩酸ミドドリン（メトリジン）を4mg 1日2回分割投与するのが一般的である。

Q：クラクラする感じの評価と対処は？

　心療内科を受診するものの中でクラクラする感じを訴えやすいものは過換気

症候群，低血糖，気分障害などである。いわゆる心因性めまいはvertigoを訴えることもあるが，大部分はめまい感である。心因性のめまいはめまい発作中に眼振を認めないことが識別上重要である。一般にめまい発作は不安感を伴うためパニック症候群に多く認められる空間恐怖をしばしば伴う。めまい症状が起こるかもしれない不安に耐えられず長い間家にこもりきりになるような症状を示す場合は空間恐怖に対する治療が必要である。

過換気症候群では1分間の過換気テストでめまい感の症状が誘発されることが多く，問診だけによっても診断は比較的容易である。

不安障害の1つであるパニック障害では繰り返すパニック発作の症候としてめまい感，ふらつく感じ，頭が軽くなる感じまたは気が遠くなる感じが，動悸，発汗などの症状とともに出現し，この短時間の不安の発作を繰り返しおこしていくことが特徴である。パニック発作は数分間の経過でめまい感をはじめとし，動悸・息苦しさ，手足のしびれ，冷汗などの交感神経刺激症状と，それと同時か，すぐ引き続いて，死の恐怖を伴った強烈な不安に襲われることが多い。

パニック発作の症状はアメリカ精神医学会の診断基準（DSM-Ⅳ）では13の症状が挙げられそのうち4つ以上が突然出現し10分以内に頂点に達することを基準としている。めまい感はよくみられる症状としてICD-10でも指摘されている。特に精神症状とめまい感を同時に示した症例では，パニック障害の症候が非定型的なため見落とされることがある。対処としては急性不安発作によるdizzinessにはアルプラゾラム（ソラナックス）0.4 mgやロラゼパム（ワイパックス）0.5mgなどの頓服が効果的である。継続的にはパロキセチン（パキシル）などのSSRIによりコントロールしていく病態である。

軽症うつ病もめまい感を伴いやすい病態である。軽症うつ病の診断は比較的簡単である。うつ病の診断をするには，まず3つの兆候の有無のチェックするのがWHOの診断基準（ICD-10）である。疲れやすい，気分が沈む，興味がわかないの3つである。そのほかに眠れない，食べられない，自信がないという症状に注目するように指摘している。疲れやすくて，気分が沈むか，物事に興味がないという症状のうちの2つが2週間以上続いたら軽症うつ病と診断する。

表9　クラクラする感じに対する薬物対処

　一時的対処として
　　アルプラゾラム（ソラナックス）0.4mg 頓用
　　または
　　ロラゼパム（ワイパックス）0.5g 頓用

　継続的対処としては
　　パロキセチン（パキシル）20mg/分1
　　または
　　スルピリド（ドグマチール）150mg/分3

ただし，精神症状が強く身動きできないという状態は中等症以上と考えられ，軽症うつ病は日常の社会生活は全部できるが，少しだけ困難があるという状態を指している．抑うつ症状が併在する場合の対処としてはスルピリド（ドグマチール）150 mg/分3，パロキセチン（パキシル）20 mg/分1の内服が有効である．

4. 冷える感じ

症例：46歳の女性，会社員

　主訴は風邪をひきやすい，体が冷える，疲れやすいである。

　発症は3年前頃から風邪が治らないため，総合病院の呼吸器科に2年間通院していた。症状は一進一退であったが1年ぐらいの経過で徐々に軽快していった。その頃から体の冷え，だるさ，頭重，発汗過多などの症状がはじまってきた。肩こりで大学病院を受診したところ，子宮筋腫を指摘され，手術を受けることになった。手術は順調に経過したが，手術後から腰の冷え，寝汗がはじまった。会社の仕事ができないほどに冷えが強くなり体調もかなり悪化してきたので，休職を願い，受理されたので現在は休職中である。休職によって冷えを含め体調は大分軽快した。来院時食欲は正常で，睡眠は早朝覚醒があるも，熟眠感はある。便はやや軟便であり，便秘に傾くことはない。気分はやや抑うつ的である。

Q：この症例の評価

　経過が長く，症状も複雑で診断は難しそうである。心理診断は身体化障害がもっとも近そうである。冷えだけを治療するよりは不定愁訴はなぜ続くかという見立ての視点が重要である。抑うつは経過に依存した2次的なものである可能性が高い。したがって治療方針はうつや不安の存在は軽度であると見立て，積極的に治療しない方針とした。大量長期に薬を誤って使ってしまうと薬物依存などあらたな病態を作ってしまうことになるからである。

　さらに心理的評価としては病歴の中に心理的ストレスメカニズムとして隠れているプロセスがまったくない。このエピソードに対する評価としては，あたり前であるが心身相関的症状形成がまったく関係しないか，心理的要因があまりに強すぎて，完全に無意識の領域に抑圧されてしまっているかどちらかであ

るためと推測する．もし後者であれば心因が探索されてしまっては患者に大変な負担をつくってしまうことになるし，前者であれば心因はないのであるからいくらきいてもないことになる．したがって，著者は以降も心理的症状はあつかうものの，ストレスメカニズムによる心身相関はまったくあつかわないことが適切であるといえる．

: 冷え症をどうとらえるか？

冷え性や冷え症は症候としても症候群にしても医学的には確立したものではない．しかし総合診療でも少なからず訴えられる愁訴である．冷え症を DSM-Ⅳふうに症候群概念でとらえ操作的基準として記述すると次のようになる．病態概念の要素のひとつには冷え性であることである．次に冷えることについて苦痛を感じていることである．そして最後に症状の存在によって何らかの障害を有しているという条件が必要と考えられる．整理すると冷え症の病態概念は「通常の人が苦痛を感じない程度の温度環境下において腰背部，手足末梢，両下肢，あるいは全身的に異常な寒冷感を断続的または持続的に自覚し，この異常感に苦痛を感じ，社会的・職業的または日常生活に支障をきたすもの」となる．

表10　冷え性の操作的診断基準（中野，私案）

1) 通常の人が苦痛を感じない程度の温度環境下において腰背部，手足末梢，両下肢，あるいは全身的に異常な寒冷感を断続的または持続的に自覚しているもの
2) 冷えの異常感に心理的に苦痛を感じている
3) 社会的・職業的または日常生活に支障をきたすもの
4) 冷え性の要因となる器質的および機能的に診断される疾患がないこと

Q：どんな病態が冷え症を呈するか？

　冷えをきたす内科疾病の代表は甲状腺機能低下症である。甲状腺機能低下症はいわゆる冷え性である。四肢が冷たく、寒がりである。眼瞼浮腫を伴う顔面腫脹と圧痕を残さない前脛骨部浮腫など粘液水腫とよばれる病態が特徴である[4]。

　下肢の冷感を主徴とする代表的な動脈疾患はアテローム性動脈硬化症（ASO）である。ASO は中年以降に発病し、間欠性跛行が特徴である。症状は下肢に多く、安静時疼痛・しびれ感なども伴う。下肢を下げると冷えなどは改善する。診察では遠位部の脈拍の減弱で確認する[5]。

　機能障害の代表は起立性調節障害とパニック障害である。起立性調節障害では起立時に正常では末梢の交感神経を介して末梢血管を収縮させ、起立時の脳血流量を維持しようとする。しかし細動脈の応答や静脈からの還流が悪かったりするため血管収縮は強く起こっているが、脳の血流の改善は十分に起こらない。すると自律神経の制御系はさらに末梢の血管を収縮させることにより対処しようとするため手足の末梢において血流は減少し冷えをおこす。その時の随伴症状は交感神経刺激症状である動悸、発汗などを伴うことになる。

　また冷えはパニック障害の部分症候として起こるものが多い。パニック発作は急性不安による身体症状を主体に認識され、動悸、発汗、震え、息苦しさなどが主な症候であるが、冷感も重要症候である。症状は空間恐怖や予期不安を伴うことが多く、急性発作の出現晩期に気が狂うのではないかという恐怖やこのまま死ぬのではないかという不安を伴うことが多いことが特徴である。

　その他冷えを症候とする心理的疾患は身体表現性障害、全般性不安障害、うつ状態などである[6]。

Q：冷え症と診断するには？

　冷えをきたす疾患を診断するという視点から整理すると3つのカテゴリーに分けることが必要である。第1に評価しなければならないことは身体的疾病に

よる原因を見つけ出すことである。次の第2段階で評価しなければならない病態は身体の調節に障害をきたす疾病を評価することである。第1，第2の評価によって病態を説明できる異常が抽出できない時にはじめて第3の要因である生活習慣や体質による病態として評価する。

この3つのゾーンの診断はヒエラルキーをもって評価にあたることが重要である。診断にあたっては器質の診断の段階を省略して機能の段階の診断をすることはしてはいけない。誤診のもとである。器質・機能の段階をスキップして体質や生活習慣の要因を言及することもしてはいけない。冷えなど第3のゾーンの病態によっておこっている可能性が高い病態では第1，第2の疾患を除外するための診断過程は特に省略してはいけない。

まず器質的疾患について疾患の可能性を検討することが必要である。甲状腺機能低下症は潜在しやすく，特に橋本病と呼ばれている慢性甲状腺炎は10年単位でゆっくりと進行するため自覚症状に乏しく見落しやすい。甲状腺の自己抗体や甲状腺刺激ホルモンや遊離型甲状腺ホルモンの測定が必要となる。

また血管の閉塞による病態についても問診によって間歇的跛行を確認し，両側の足背動脈を触診することにより評価する。レイノー現象についても問診により必ず確認する。

機能的障害としては自律神経機能異常による起立性調節障害の存在について検討する必要がある。最後に生活習慣の乱れによるものや心理的ストレスによ

表11 冷え性診断における評価ヒエラルキー

1) 器質的疾患の存在に関する評価
   甲状腺機能低下症，血管の閉塞による疾患
2) 機能性疾患の存在についての評価
   起立性調節障害，自律神経障害
3) 生活習慣・心理的ストレスによるものの評価
   生活リズムの障害，やせによるもの，心身症など
4) 体質によるものの評価
   東洋医学的評価「証」など

る心身症としての冷えについて検討する．若年女子に少なからず冷え症が存在している要因として身体に無理なダイエット，それに伴う偏食，夜型の生活スタイルであり，食習慣の乱れを主とする生活習慣病であると指摘されている[10]．立場によっては東洋医学的に証とよばれている近代医学では体質として一括しているものを詳細に分析し冷えを評価している．中医学の心得が必要な専門的な評価段階である．

：冷え症に対する治療方針は？

器質的疾患が存在している場合は，まず原疾患の治療を行う．しかし治療にもかかわらず冷えの症状が残存することもある．その場合は一定期間の治療後に別の病態が併在していると考える．

機能性障害や生活習慣・心理的ストレスによると考えられる時には病態生理や病態心理のメカニズムを遮断するように生活指導や薬剤による治療を工夫する．

東洋医学的治療を行う場合「証」の評価を行った後，処方を決定しなければならない．

効果判定は4〜8週間程度の治療期間の後に行うことが望ましい．症状消失や完全寛解もありうるが，軽度改善や中等度改善を目標とするのがよい．

：冷え症に対する具体的治療は？

生活指導による治療が基本である．不定愁訴の一部であるときは不安に対する治療や自律神経に対する治療を行う．証の評価のできる人は東洋医学的治療を加える．ただし筆者を含め証の準備のできないものが，症状対処の方法として漢方薬を処方することはつつしむべき医療行為だと考えている．

表12　冷え性治療選択の順序

1）器質的疾患に対する治療
　　ホルモン補充，内科的および外科的治療
2）機能性疾患に対する治療
　　起立性調節障害の治療や，自律神経障害の改善
3）生活習慣の改善と心理的ストレスの低減
　　生活リズムの障害，やせによるもの，心身症など
4）体質の改善
　　「証」に基づく漢方治療など

●生活指導による治療

　林らによると理学療法としては温熱療法が主体で，適度な運動も効果的で，交代浴や炭酸泉浴も末梢循環の改善に有効としている．冷暖房時室内外の温度差は7℃以内とすることも勧めている．さらに喫煙はニコチンにより交感神経が刺激され血管収縮を引き起こすので禁煙が必要であると指摘している[11]．

●急性不安発作に伴う冷えに対するアプローチ

　パニック発作によると考えられる冷えを治療する場合，冷えの症候の消長を扱うのではなく，急性の不安発作を扱うことを原則とする．治療は薬物を服用させるのみではなく，生活指導が不可欠である．薬物は不安低減に十分な量を使用する．薬物による不安低減効果を利用して，外出などの症状を誘発しうる日常行動を回避しないように指導する．症状が出ないような生活をするのではなく，不安を薬物で抑えつつ，かつての水準での前向きな日常を維持させるように指示する．効果が高いと考えられている薬剤はアルプラゾラム（ソラナックス）とパロキセチン（パキシル），サートラリン（ジェイゾロフト）などのSSRIである．症状が長引き抗不安薬が6ヵ月以上の長期投与になった場合，薬物依存を考慮し，SSRIの維持と投与への切り替えを行う．切り替えは抗不安薬とSSRIの両者を併用しつつ徐々に移行してゆく．

表13　自律神経機能障害による冷えへの対処

- 適度な運動
- 入浴の工夫（冷水浴・水シャワーと温浴による交互刺激）
- 生活をリズミックに行う
- 規則正しい食生活

●自律神経機能障害に伴う冷えに対するアプローチ

　自律神経機能障害による冷えに対処するには交感神経と副交感神経のバランスを刺激する方法を工夫する方法がある。交感神経は運動によって刺激され，副交感神経は休息により優位となる。したがって日中軽い運動などで身体を動かし，夜は休息するといったように生活にメリハリをつけ刺激する。また睡眠覚醒リズム障害による自律神経障害は相互に作用し合い悪循環サイクルをつくりやすいので，朝同じ時刻に起床し，夜同じ時刻に就寝するといったリズムを身体に伝え，サーカディアンリズムの障害を起こしにくくし，二次的に発生する自律神経機能障害を防ぎ，冷えを起こしにくくすることに努めるよう指導する。薬剤としては塩酸ミドドリン（メトリジン），ジヒドロエルゴタミン（ジヒデルゴット），メチル硫酸アメジニウム（リズミック）がある[12]。

●冷え症に対する東洋医学的アプローチ

　治療は漢方薬による対処が多く提案されている。後山は現在漢方薬の効能に冷え症の記載があるのは加味逍遙散，桂枝茯苓丸，五積散および四物湯の4つであるという。しかし婦人科における冷え症でもっとも証が近いものは当帰四逆加呉茱萸生姜湯であると指摘している[13]。

5. なかなか寝付けない

症例：35歳の男性，会社員

　学生の頃から運動会や遠足の前日にはなかなか寝付けなかった。大学を卒業後コンピューターのプログラムの設計の仕事をしている。1日中プログラムと格闘していてもいやだと思うことはない。納期が迫ったり，トラブルの処理をしていると仕事は深夜におよび仮眠してまた次の日同じようなペースで仕事を続けることもまれではない。仕事の時間が不規則であるので入眠の時間もまちまちである。床にはいっても仕事の段取りが頭に広がり，なかなか寝付けないことが多い。寝付くと途中で覚醒することはなく，朝早く目が覚めることもない。ここ1年ぐらい仕事が忙しくなってから，1週間に2～3回は寝付くのに1～2時間かかることが気になりだした。睡眠時間が十分取れなかったときは仕事を始めても能率が相当に悪い。明日の仕事のためにすぐに寝付きたいので睡眠薬を希望して来院した。

　繰り返し同じことを考えていることはない。興味や意欲の減退もない。不安の発作や浮動性の不安を感じているということもない。昼夜が逆転していることもない。

Q：症例の評価は

　時々徹夜することもあるプログラマーの人たちは睡眠障害の病態を有していることが多い。睡眠障害があっても社会的や職業的に困っていなければもちろん治療する必要はないのでこの部分はよく問診することが大切である。多くは入眠障害であるが，中途覚醒や早朝覚醒といったタイプの違う睡眠障害もある。本症例は睡眠障害ではもっとも一般的な入眠障害を主症状とした睡眠障害であり，基礎疾患となる神経症や気分障害などの精神障害をみとめないので睡眠導入薬で対処可能と考えられる。本症例の受病動機となっている明日の仕事にさ

表14 睡眠を阻害する要因　5つのP

1. 身体的要因（physical）
    発熱, 疼痛, 瘙痒　など
2. 生理的要因（physiologic）
    時差, 交代制勤務, 不適切な睡眠衛生　など
3. 心理的要因（phychological）
    精神的ストレス, 精神的ショック, 生活状況の変化　など
4. 精神科的要因（phychiatric）
    アルコール依存症, 不安神経症, うつ病　など
5. 薬物的要因（pharmacologic）
    アルコール, カフェイン, テオフィリン　など

重症			
↑	不安・抑うつ が主訴	● 気分障害 ● 不安障害など	他者制御（継続投与）
	身体症状 が主訴	● いわゆる心身症／ 自律神経失調	基本は他者制御 症状が安定している ときは自者制御
↓	一時的な 不眠患者	● ストレスによる不眠 ● 海外旅行や大きな イベント前夜	自者制御（機会性投与） 患者の意思を尊重
軽症			

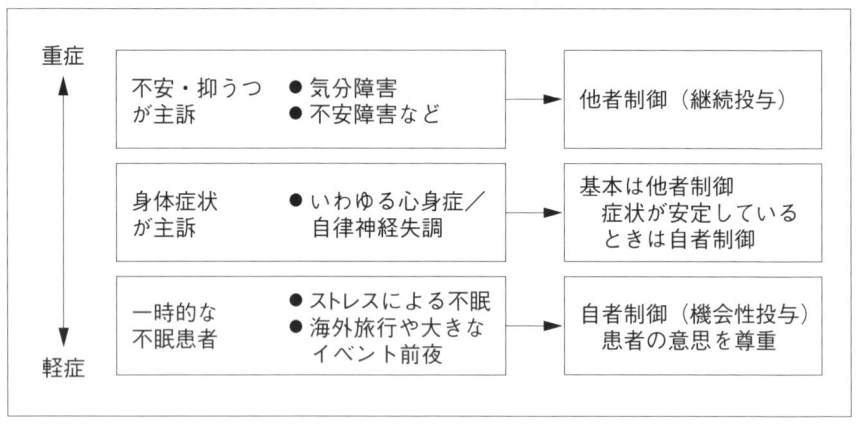

図2　プライマリ・ケアにおける不眠と睡眠導入薬による制御

しつかえるので早く寝付きたいという訴えに心理的には未来のことを想像して心配するという予期不安が含まれている．睡眠障害を一般診療であつかうときは，不眠が精神症状の1つであることを再確認することが必要である．

Q：不眠の訴えに対する睡眠導入薬使用に関する基本戦略は？

睡眠障害の治療にあたって睡眠導入薬の継続投与が必要な群と機会性に投与

すればよい群を区別するところから不眠に対する戦略は始まる．ある程度不眠を重いと考えられる段階，そして中等度，軽度と考える3つの段階を区別すると治療方針が立てやすい．

うつ病だと考えられる症例ではいくら服薬に拒否的であっても，睡眠導入薬を継続服薬するように説得することが必要である．そしてうつ症状が安定し，早朝覚醒が気にならなくなるまで睡眠導入薬を使用し続ける．またうつ病と同様に頻発するパニック発作に悩まされていたり，不眠に過度の不安を抱き寝なければならないと思うとますます緊張して寝られなくなる精神性理性不眠などは継続服薬の指示が必要である．特に精神生理的不眠に対して「眠れないとき飲んでください」という無責任な指示をすると，睡眠導入薬を服薬するかどうかがまた大きな悩みとなってしまうので必ず継続服薬を指示することが必要である．

次の段階は先に述べた継続服薬の病態がやや軽快したと考えたとき基本は医師の指示通り継続的に服薬してもらうわけであるが，症状が安定しているときは自分で量を調整したり飲まずに済ます日をつくることも許可することになる．浮動性といわれる不安感や身体的な多臓器にわたる不定愁訴を主症状にする全般性不安障害やいわゆる自律神経失調症と従来からよばれていた身体表現性障害などの患者が訴える不眠についての対処は他者制御を基本にある程度自者制御を加える程度が適当と考えられる．

さらに軽い段階としてストレスや過労によって一時的に不眠を感じている時や海外旅行や大きなイベントの前の日に一時的に不眠を感じる時がある．このような一時的な不眠患者についてははじめから患者の意思を尊重し機会性に服薬をコントロールしてもらう．この段階の制御方法は自者制御（セルフコントロール）である．セルフコントロールは不眠治療の完成段階である．

Q：睡眠導入薬の選択方針は？

現在もっとも多く使われている睡眠導入薬はベンゾジアゼピンレセプターに

表15 主な睡眠薬と作用時間（血中濃度半減期）による分類

長時間型 （24時間以上）	クアゼパム（ドラール®） ニトラゼパム（ベンザリン®）
中間型 （12〜24時間）	エスタゾラム（ユーロジン®） フルニトラゼパム（ロヒプノール®）
短時間型 （6〜12時間）	ブロチゾラム（レンドルミン®） エチゾラム（デパス®）
超短時間型 （6時間以下）	トリアゾラム（ハルシオン®） ゾルピデム（マイスリー®）

作動するもので血中濃度の半減期を目安に使い分ける。

　ゾルピデム（マイスリー）とトリアゾラム（ハルシオン）は半減期が3時間以下ときわめて短く，超短時間型といわれもっとも頻用されている。特徴は入眠障害に効果的であり，ハングオーバーといわれる起床時の持ち越し効果が出にくいことである。

　短時間型と分類されるものは半減期が12時間以下のもので代表的なものはブロチゾラム（レンドルミン），エチゾラム（デパス）などである。特徴としては早朝覚醒や途中覚醒の対処に有用である。

　歴史的に使われているニトラゼパム（ベンザリン）の半減期は25時間と長く，長時間型と分類されている。心療内科臨床においてはあまり使わない。

　これらベンゾジアゼピン系睡眠導入薬はいずれも長期連用による常用量依存を起こしうる。突然の中止により不眠がより強くなる反跳性不眠や中止時に不安など睡眠以外の症状が出現する退薬症候も起こりうる。したがって長期に連用をせざるを得ないとき選ぶ薬剤としては依存性を理由にあまり望ましくない。

　そこで抗うつ薬の持つ催眠作用を利用し，トラゾドン（レスリン）50〜100mgをよく使用する。もちろん依存性の副作用はない。飲みきれない時や効果が不十分なときはミアンセリン（テトラミド）10mgを処方する。時に強いハングオーバーを訴えることがあり，その時には使えない。

Q：健忘の副作用に対する説明は？

　副作用としてクライアントから多く受ける質問は健忘に関することである。健忘は特定の睡眠導入薬でだけ起こるとする風評があるが，健忘作用は用量依存的にベンゾジアゼピン受容体に作動する場合起こりうる。もっとも低用量では抗不安作用，やや増えると筋弛緩作用，さらに力価があがるとはじめて催眠作用が出現する。さらにもう少し力価が増すと健忘作用が出現するという階層的順序性がある。したがって睡眠導入作用はもともと抗不安作用より強い力価が必要なことになり，健忘を起こしやすいことになる。この用量に依存して健忘の薬理作用が発現していることを説明することが不安解消に勧められる。

Q：与薬時の患者への注意は？

　睡眠導入薬は不眠の患者が，自らの睡眠導入のために就寝直前に服薬し，その後睡眠を朝まで持続している限り睡眠薬使用に伴う問題は起こりにくい。服薬後睡眠をとる予定のないところで使用したり，アルコールと同時に服用したり，持続睡眠が約束されていない当直時に服用したり，途中覚醒した時に追加服用したりしないように指導する。
　アルコールと服用したり，倍量服用すれば健忘は起こしやすい。また途中起こされることが前提にある当直時に服用したり，持続睡眠が妨げられることが必然の長距離の飛行機内で使用すると副作用を経験することになる。通常の日常生活を行っている時に服薬そしてそれに続く睡眠を期待するように指導することが大切である。

Q：抗不安薬の使用の現状は？

　心身症や神経症の臨床には現在でもベンゾジアゼピン系抗不安薬は必要不可欠な薬剤である。しかし一般内科の臨床に頻用することが適切かどうかは大い

に検討しなおすべきである．ベンゾジアゼピン系抗不安薬は日本では19種類存在している．おそらく種類は世界一多いと思われる．抗不安薬の開発治験は10年から20年前は盛んに行われていたが，以降はまったく行われておらず，今後も行われる予定はない．つまり過去の薬と位置付けられるといえる．その過去の薬であるはずのベンゾジアゼピン系抗不安薬の使用量は北米やヨーロッパに比し10倍以上と飛び抜けて多いことが指摘され，状況の特異性が認識され始めている．不安に対する標準薬のグローバルスタンダードはだいぶ前からSSRIに主役を変更されいる．

Q：抗不安薬選択の方針

使い分けの視点としては力価と作用時間の2つをパラメーターとする．弱いものの代表はクロチアゼパム（リーゼ），中等度のものはアルプラゾラム（ソラナックス）やジアゼパム（セルシン），強いものの代表はエチゾラム（デパス）やロフラゼプ酸エチル（メイラックス）である．しかし個人差も大きく，一概に弱中強とは3分できないが，臨床的目安である．

選択にあたっては，力価についてはできるだけ低いものから試みる．高力価短時間作用型のものは症状をよくコントロールできるように感じられるが，薬の切れる感じを嫌がり使用する用量が増えてしまうことがあり，依存という側

表16　作用時間と力価による抗不安薬の分類

力価	作用時間		
	短時間	中時間	長時間
低	トフィソパム（グランダキシン®） クロチアゼパム（リーゼ®）		オキサゾラム（セレナール®）
中	タンドスピロン（セディール®）	ブロマゼパム（レキソタン®）	ジアゼパム（セルシン®）
高	エチゾラム（デパス®）	アルプラゾラム（ソラナックス®） ロラゼパム（ワイパックス®）	フルトプラゼパム（レスタス®） ロフラゼプ酸エチル（メイラックス®）

表17 不安に対する効果があり依存性の
　　　副作用を持たない薬剤

1. タンドスピロン（セディール®）
2. フルボキサミン（ルボックス®）
3. パロキセチン（パキシル®）
4. スルピリド（ドグマチール®）

面からの注意が必要である。

　非ベンゾジアゼピン系抗不安薬であるタンドスピロン（セディール）は中程度から低力価と分類されるが，それ以外のすべてのベンゾジアゼピン系抗不安薬に認められる依存の副作用を解決している点で注目すべき薬剤である。

Q：抗不安薬継続使用に際しての原則は？

　抗不安薬の使用は常に短期使用が原則である。パニック発作のような急性発作型の病態に対して使用することになるが，開始時には十分な量を使用し短期に中止していくことを原則とする。急性の発作が継続的に頻発して抗不安薬の介入が長期化することもある。長期化した場合はSSRIに徐々に置き換え，抗不安薬は中止していく。長期化とは6ヵ月を目安にするとよい。
　したがって抗不安薬の継続中止の時期は6ヵ月と設定しておくことになる。また長期化する不定愁訴に対しても同様で，このタイプにも短期，少量を原則とする。

Q：抗不安薬使用時の患者への説明方法は？

　抗不安薬を継続使用していくときの説明は重要である。クセにはなりませんとか長く飲んでも心配ありませんという説明は不適切である。
　抗不安薬使用が6ヵ月以上になった時はベンゾジアゼピン系薬剤が必然的にもつ薬物依存の可能性があることを説明し，依存性の副作用が知られていない

他の薬剤に変更の必要があることを伝える必要がある。

　たとえ常用量を超えずに服薬し続けている場合であっても，常用量依存と呼ばれる病態に相当する可能性があることを説明する。専門的な抗不安薬の継続使用については，精神科を専門にしている医師に相談することを勧める。

Q：抗不安薬使用時に注意すべき副作用は？

　ベンゾジアゼピン系抗不安薬のすべてに共通して認められる副作用は依存性と筋弛緩作用である。依存は精神依存による常用量依存が大部分であり，依存性のない抗不安作用がある薬のなかった時代には，継続服薬は仕方がなかったのかもしれない。しかし，依存性がない非ベンゾジアゼピン系抗不安薬タンドスピロン（セディール）が使用可能となっている。また抗うつ薬であるSSRIも依存性はほとんど認められず，しかも強い抗不安作用があることが確認されている。日本独特ではあるがスルピリド（ドグマチール）にも依存性はなく，不安に対する有効性があることもわかっている。これだけ依存性を処理できる薬剤のラインナップがそろった現在，使い慣れていることや患者が希望することを理由に使い続けることは特別な場合を除き正しい処方とは考えられない。

　筋弛緩作用も注意すべき重要な副作用である。特に高齢者では肝臓での代謝過程が遅延するため，血中濃度の半減期が年齢が進むに従い遅延していく。血中濃度の上昇に伴って筋弛緩作用が認められるようになる。すると足の踏ん張りがききにくくなり転倒につながる場合がある。転倒による大腿骨頸部骨折は歩行を不自由にするため高齢者では特に注意をすべきである。抗不安薬の使用禁忌の病態は重症筋無力症と緑内障である。

6. かゆみによる不眠

> **症例：17歳の女子高校生**
> 小学生の頃よりアトピー性皮膚炎であり，もう10年くらい寛解と増悪を繰り返している。最近暑くなって汗をかくようになるとかゆみが強くなり寝つけても途中でかゆみで目が覚めてしまう。一度目が覚めるとなかなかもう一度眠りに入ることが出来ない。顔面がアトピー性で赤くなりだしてから，登校を嫌うようになってきた。赤い顔をからかわれたりじろじろ見られているような気がして学校に行きたがらない。この頃は不安感や抑うつ的な気分にしばられなかなか抜け出せない。皮膚の症候が寛解するといらいらも軽快し夜もよく寝られるようになる。

Q：症例の評価

本症例はアトピー性皮膚炎によるかゆみで睡眠障害が出現し，皮膚の発赤により社会恐怖の症候が出現している。アトピーが寛解すると睡眠障害や社会恐怖も軽快する。診断名的な理解ではアトピー性皮膚炎（心身症）とするのがよさそうである。増悪時には睡眠障害と社会恐怖が併在することになる。治療の方針も身体的なアトピーの治療と並行して心理的病態である睡眠障害と社会的病態である社会恐怖や社会的引きこもりについても対処する。アトピーがよくなると睡眠障害や社会的病態もよくなるので，治療の中心はアレルギーで心理社会的部分は補助的である。

Q：皮膚疾患患者に心理的ストレスの対処は必要か？

皮膚病変を愁訴とする患者であっても心理的ストレスが存在するのは必然である。不安を誘発する日常生活のなかにある心理的ストレスが皮膚疾患の発症

や増悪に関連するものは少なくない。特に持続的なかゆみを伴う多くの病態では心理的問題を持ちやすい。すなわちかゆみなどの皮膚症状によって心理的ストレスに耐える力が低下し，それに伴って心理的な不安が出現してしまうためである。

外来での皮膚科診療の中で日常的な心理的苦痛についても問い，皮膚の症状以外にも生活の質を低下させている要素があることを認識し，内在する不安や心理的ストレスを軽減させることは効果的である。たとえばアトピー性皮膚炎に伴うかゆみによって二次的に生ずる焦燥感や不眠に対処していく。そうすれば皮膚疾患に罹患している患者の日常生活を質の面からの改善につなげることができる。

Q：皮膚に関する相談では心理的ストレスに関するものはどのくらい存在するか？

皮膚に関する相談において心理的ストレスが関係すると考えられるケースはどのくらいあるのか類推してみたい。Goldbergは一般科での診療において心理的配慮が必要とされる数的理解として次のような人数を示している。一般住民1000人に対して心理的問題を持っている人は約300人，その中で一般科を受診する患者の数は230人と推定している。さらにこの中で軽度の精神障害と考えられるものは約100人，その中で精神科や心療内科などを受診して介入を受けるもの約25人，精神心理の専門施設での入院治療を受けるに至るものは6人程

表18 皮膚科診療において心理的配慮が必要とされる数的理解

● 一般住民	1,000人
● 心理的問題を持っている人	約300人
● 皮膚科等の一般医を受診する	230人
● 軽度を含め精神障害	約100人
● 精神科医の介入	約25人
● 入院	6人

度と推定されている。

　ここでいう心理的問題とは今日起きた家族内や近所の住人との小さなトラブルに伴う気持ちの変化なども含むものとしている。つまり必ずしも医療で扱うことがニーズされている心理的ストレスというわけではないが，心理的問題を有して心理的問題を主題にしないで一般科の1つである皮膚科を受診している患者は少なくないと推定される。

Q：問診では何が大切か？

　皮膚疾患に伴う心理的ストレスの対処を論じる場合診療の際必ず行う問診は皮膚科診療においても重要な診療行為である。特に心理的ストレスを扱う場合はさらに重要な治療戦略である。Beckmanらは医師が行う問診についての調査を行い，問診開始18秒以内に医師が患者の説明を中断したものが全体の69％を占めていたことを示した。さらに遮られたもののうち77％は受診理由の把握が不十分になっていることが判明した。

　問診において治療により有益な患者情報を得るためには，まず患者の語ることをよく聴くことからはじめることが不可欠であることはいうまでもない。

　さらにColeとBirdは学生向けのテキストの第2版において問診における目的は情報の評価や治療の説明を行っているが，評価や治療に優先して必要なことは治療者―患者関係の構築であること指摘している。このテキストでは精神科医である著者の1人が精神科臨床においては治療者―患者関係の構築は一義に重要といえるが，一般臨床においては第1の目標とはいえないと考え第2の

表19　皮膚科診察時の問診における3つの機能モデル

- 第1の機能　治療者―患者関係の構築
- 第2の機能　患者の皮膚に関する情報の評価
- 第3の機能　患者の皮膚に関する治療の説明

目標として初版を出版した。その後の検討で一般臨床においても同様に治療者―患者関係の構築が最も重要であると訂正した経緯が第2版の序文に述べられている。

皮膚科での問診においても治療者―患者関係の構築を第1の機能としてまず語り始めた患者の説明を遮らず聴くということが，心理的ストレスの対処の第1歩である。

Q：心理的ストレスはどのようにして評価するのか？

皮膚疾患を有する患者に心理的な症状を聴くことは患者にとって唐突である。たとえば私が指先の皮膚病変の治療を求めて皮膚科を受診したとして，問診の過程で心理的症状や心理的ストレスの存在について質問を受けたとしてどこまで答えるかははなはだ疑問である。すなわち総合診療部の診療においては心療内科や精神科で問診するようには心理的問題の応答は容易には進まない。

心理面の問診が可能になるには患者が受療動機となっている皮膚の問題は心理的ストレスが関係しているかもしれないと感じてもらうことが第1歩である。これは心療内科に腹痛の診療を求めて来院し，心理社会的情報についての問診を受け応答が成り立たなくなることと同じメカニズムによって起こると考えられる。

この現象は精神力動的に解釈すると，自分の今の困りごとである皮膚の病気は天から降ってきたような災難であり，自分の責任範囲である自分の気持ちとは関係ないものであってほしいと願っていると推測できる。原因としての心理

表20　皮膚とこころの関係

- あるパラメーターを介して相互に関係する
  （心身相関モデル　例　ストレスモデル）
- 2つの問題が同時に存在する
  （生物心理社会モデル）

的ストレスというものは自分がいわば被害者であるという気持ちを自分の内側に求める問いであり，このことが心理的ストレスへの問診への抵抗となっている。

したがって心理的ストレスの評価を皮膚疾患の診療のなかで問診する場合，患者が相談の主旨である皮膚の問題が心理的ストレスと関係があると認識をしている場合を除き，ストレスがありますか？とか不安や抑うつがありますか？と問診することは患者に抵抗を生じさせることになってしまう。

ここで指摘した患者の気持ちの奥底にある心理的原因を探ることへの抵抗を刺激しないように問診する方法としては，日常生活の様子を聞き自覚しにくい生活自体に内在するライフストレスを推測するやり方がある。もう1つ診察室での振る舞いやしぐさをみて内在するストレスを推測する方法もある。検査法としては実証的でなく，主観的であり，客観性にかけるという問題点や観察にやや経験の積み重ねが必要である。しかし心理的ストレスの評価は治療者と患者の間で感じられるいわば患者が実際の生活の中で受ける対人間のストレスを診察室ではあるが人と人との間で評価しているのでもっとも実際の心理的ストレス状況に近く，得られる情報の信頼性は高い。

Q：心身相関を評価するためには？

皮膚病変と心理的ストレスとの関係はストレスモデルと呼ばれている心身相関モデルを用い評価している。たとえば心理的ストレスがかゆみと時間的に連鎖して出現し，さらに睡眠障害も時間的に連鎖していると仮定する。すると皮膚症状はかゆみと睡眠障害と因果的に関係していると推測することができる。

表21　皮膚疾患の多面的症候評価

生物：皮膚症状
心理：不安・不眠
社会：消極的な社会活動

つまり心理的ストレス，かゆみ，睡眠障害は三つ巴で複雑に関係し合っていると考える。一方皮膚病変の視点からこころへの影響をみてみると，かゆみを伴う皮膚病変は心理的に不安の耐性を低下させ，焦燥感を生じさせ，途中覚醒をしばしば起こしうる。身体の心への影響であり身体から心への相関といえる関係性である。これまでの心身医学では心から身体へという相関の視点を軸に心身症を評価してきた。現在においても皮膚疾患の診療において心身医学的な視点を応用していくときに基本となる見方である。しかし実際の症例で心と身体の関係性を評価しようとすると，心理的側面からの心身相関という三つ巴の関係と身心相関という皮膚科的視点からの関係を推測することになる。しかしそれぞれの関係性を明らかにするパラメイターもあいまいであり，またそれぞれの関係性は主観的には理解しうるが，科学的に実証し難いといえる。

そこで現在著者が用いている心と身体ここでは皮膚の病気の問題が絡み合っているときの評価の視点は，問題の関係性に注目せずに，並行して同時に存在するととらえる方法である。この方法のほうが関係性の推測という迷路に入り込まないですむ。アメリカ精神医学会の診断基準ではすべての精神疾患にもストレスに関する軸をもうけ評価するように変更した。この評価方法を多軸評価とよび，わが国における精神医学や心身医学でも徐々に採用する人が増えている評価方法である。

Q：実際の治療の工夫は？

実際の介入についても皮膚疾患の診療において皮膚とこころへアプローチするモデルとしては，3つの方法がある。1つはこころを治せば皮膚疾患も治るという心身相関モデルである。第2は皮膚を治せばこころも治るという身心相関モデルである。たとえば皮膚の掻痒感のために不眠や不安を生じ，皮膚病変が軽快すると心理症状も軽快するといったケースのことである。さらに第3は心と皮膚科的疾患との因果関係はともかくとしてこころと身体を並行して治すという生物心理社会モデルである。評価のところでも述べたようにこころと皮

表22　皮膚とこころへの介入

　　こころを治せば皮膚疾患も治る
　　　（心身相関モデル）
　　皮膚を治せばこころも治る
　　　（身心相関モデル）
　　こころと皮膚疾患を並行して治す
　　　（生物心理社会モデル）

膚の関係性の有無にかかわらず，それぞれに介入していく方法である。前述した症例を例にすれば心理的な症状である抑うつ気分に対してはSSRIを用い，同時に存在する浮動性不安に対してはノンベンゾジアゼピン系抗不安薬を用いる。社会的な症状である皮膚症状の持続による消極的な社会活動に対してはソーシャルサポートを行う。このようなアプローチの組み立て方を多面的介入とよぶ。

　一般に心身症的な要素が想定される皮膚疾患への多面的介入は生物学的側面からは抗アレルギー薬を，心理的には抗不安薬・抗うつ薬を，そして社会的には環境調整を行うことなどである。

表23　こころから皮膚疾患への介入方法

　　ソーシャルサポート
　　　社会恐怖に対して
　　　症候持続に対して
　　　消極的な社会活動に対して
　　薬物療法
　　　抑うつ気分に対してSSRI
　　　浮動性不安に対してノンベンゾジアゼピン系抗不安薬

7. 勃起しないという困惑

> **症例**：30歳の女性，主婦
> クライアントは妻の側で当初の主訴は不眠であった。
> 2ヵ月前に結婚した。結婚までは一人で就寝していたが結婚後隣りの夫の寝いきが気になり，不眠が高じてきた。不眠のため神経過敏となり，涙もろくなったようで，気分的にも動揺が大きい。徐々に体調が悪くなり近医にて睡眠導入薬をもらったが軽快しないため，心療内科を受診した。

Q：症例の経過は？

父親の仕事の都合で両親は国内，海外を転々としているため，2人の妹と一緒に暮らしていた。患者は妹たちのお母さん代わりをしている。学校時代は成績も優秀で大学，就職も希望どおりに進み，見合い結婚した。

生活は朝6時に起きて8時に出勤することになっているが，起きてからは30分ぐらいぼーっとして，なかなかスムーズに朝の支度ができない。帰宅は7時半ごろで，食事，後片付け，洗濯など主婦の仕事をすると11時ごろになってしまい，1人でいるのんびりした時間が作れない，と述べた。また，実家へ帰ると不眠の症状はすっかりなくなってしまうとも述べた。

3回目の診察時，前回の診察から夫婦間の問題が存在することが推測されたため，人間関係や夫婦関係について尋ねてみることにした。

すると彼女はとぎれがちに，以前からつき合っている会社の上司のことが忘れられず，結婚後，その男性から電話があり，心が乱れてしまうことを話した。不眠の症状についての訴えは同様であった。

それ以後の面接では，夫以外の男性と現在も関係が続いていて，夫も大切だと思うが，もう1人の男性の方に魅力を感じてしまうことなどが話された。

7回目の診察時に，自分が夜帰宅してから深夜まで洗濯をしたり，片付けものをしているのは，夜夫とベッドをともにするのが非常に苦痛でできれば避けたいと思っているからであると話し，夫も勃起障害をしばしば呈するためセックスを避けているようなので，性的関係はあまりもたなくなっていったことが語られた。夫は勃起障害を呈していたが，妻との性交抜きでの性的接触がしばしば要求されていた。休みの日に睡眠導入薬が必要だったのは，遅くまで寝ていれば，休みの日に夫との性的接触をもたなくてすむからであることを話した。

　彼女は不眠を訴えて来院したが，結婚後の不倫に伴う性的な問題が背景にあったことがわかった。

　以降睡眠導入薬の投与は最小にとどめ，言葉を介しての面接にて治療を続けたが，離婚を前程とした現実問題の処理に直面し，夫との話し合いが現実に続けられていった中，心理治療は中断した。

　その後夫との間に3人の子供をもうけた。本症例では前の恋人との三角関係という，夫婦間に社会的問題が潜在している。その社会的原因により一時期，性機能障害が生じ，夫は勃起障害，妻は性的興奮の障害を呈した。しかし夫婦間の話し合いにより挙児を希望することで合意し，挙児のため婦人科的処置によって妊娠を成立させたものと推測される。夫婦間の本質的な問題は解決されぬまま，またお互いの性障害も改善されぬまま，夫婦関係が継続しているものと考えられる[6]。

Q：心因性勃起障害のメカニズムは？

　性機能障害は，性反応曲線の各過程における障害があるか，または性交時に伴う疼痛による。性反応曲線は欲求—興奮—オルガズム—解消の4つの相を通る。性機能不全は1つの相の異常で起こることばかりではなく，2つ以上の相に障害を呈することもしばしばあることはDSM-Ⅳのテキスト記事においても指摘されている[3]。勃起障害は興奮相の障害である。興奮相で起こる生理的変

化は，性的快感の主観的感覚と，それに伴う陰茎の膨張と勃起などの生理的変化が何らかの理由で障害されていることになる．心因性勃起障害のメカニズムは，心理的要因が興奮相の発展や維持の障害に主要な役割を果たしているものと位置付けることができる．

まずはじめに，何らかの心理的理由によって性的興奮が起こりにくかったり，興奮を感じても勃起が不十分であったり，腟内挿入直前に萎えてしまったりすることを経験する．その理由は職場を中心とする複雑な社会活動の中での悩みであったり，家族や両親との人間関係の悩みなど種々と考えられる．

ここまでの過程が，心理的ストレスによって直接勃起障害が起こるプロセスである．この過程は強いストレスが持続するまれな場合を除き，多くは寛解と増悪を繰り返す．他の心身相関を呈する病態を例にあげれば，過敏性腸症候群は通勤時電車の中など閉鎖された空間では強い便意と下痢症状に苦しめられるが，自宅でリラックスしている休日にはまったく症状から解放されることが多い．したがって，心理的ストレスに直接反応した心因性の勃起障害は，理論上はストレスの強弱に伴って寛解と増悪を繰り返すことになる．

しかし多くの心因性勃起障害は持続的である．持続的病態の過程は，以降の2次過程によることになる．何らかの理由で満足な性交ができなかったため，次の性的接触では再び勃起が不十分となってしまうのではないかという予期不安から不安や緊張が高まり，勃起障害が繰り返し維持される．したがって，心因性勃起障害のもっとも重要なプロセスは2次過程であるといえる．行動論的

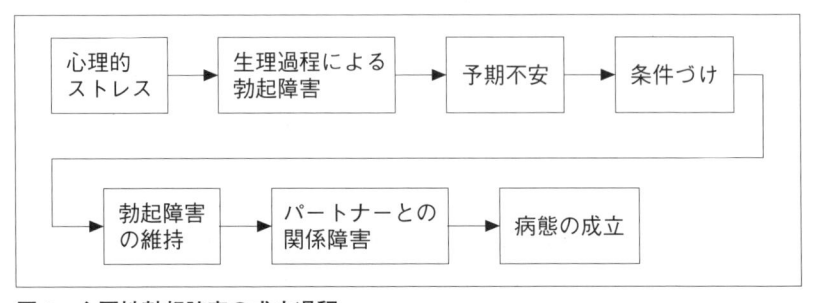

図3 心因性勃起障害の成立過程

観察からは,性交渉に臨むと予期不安が起こり,勃起障害になり不成功に終わるこのプロセスを繰り返すうち,条件づけという神経症的プロセスを生じると考えられる。さらにパートナーも性生活に失望し,性行為を拒否するようになると性的接触自体が回避されるという周囲からの不適応行動により強化されると考えられる。この成立過程（図3）は,滝本の論説の中でKochottらの成立過程の仮説を著者がさらに発展させたものである[4]。

Q：心的距離からみた勃起障害とは？

性機能不全の唯一の心理的原因は,失敗するのではないか,という不安であるとした。不安はさらに性的接触の失敗するのではないかという予期不安を増大させ,パートナーを楽しませなければならないという気持ちが生ずる。さらにパートナーの要求にいつも必ず適切に応じられなければならないという強迫的な不安も要因となるとニューセックスセラピーを提唱したKaplanは述べていると野末は指摘している[5]。

Kaplanが唯一として指摘した予期不安の悪循環サイクルは,心因性勃起障害の心理的要因として石津が分類している現実心因の1つをなすものと考えられる。予期不安および学習による不安の悪循環メカニズムによるものであることは既に述べたとおりである。

一方,石津の分類によれば深層に存在する葛藤を原因とする心因性勃起障害は,現実的心因のメカニズムとは異なる。夫婦間の性行為を非常に近接した夫婦間のコミュニケーションと考えるとらえ方である。

個人の1つの上位のシステムである2人系での関係を心的距離というとらえ方から性行為を位置付けてみると,夫婦で食事をしたり,会話したりする行為は,近接な関係の中においても性行為に比しやや遠い関係性が維持される行為である。しかし,性行為は夫婦間の心理的距離が極端に接近し,身体的にもっとも接近した状態と考えられる粘膜どうしが接触し続ける行為であるため,お互いの心理的距離はきわめて接近し,ときには自分と他人の境界をも侵し一部

表24 心的距離から見た勃起障害

心的距離	行為	自他境界	不安耐性
遠い	食事会話	鮮明	変化しない
近い	キス性行為	あいまい	弱体化

自分の中に心理的に侵入していることを許す行為であると考えられる。

　自分の心理的な限界内に他人の侵入を許すことは，自らに不安や恐怖を惹起する重要な原因になると考えられている．たとえば，精神病様状態において他人の考えが自分の中に入ってきてしまったり，時空間を越えて自分が思った内容が，自分の現実の世界に登場してしまう幻覚の症状は強い不安や恐怖を起こしていることからも，自他境界のくずれは強い不安や恐怖を起こすことがわかる．よって性行為は心的距離という側面からみると，自他境界を越えてパートナーの侵入を許す不安や恐怖を，心理的にはきわめて起こしやすい行為であることが理解できる．

　これを勃起障害のメカニズムとして当てはめてみると，性行為自体が心的距離の近接および自他境界の一部侵入が起こるため不安や恐怖を起こしやすい．そのため，男性側の接触の窓口である勃起したペニスを性行為が成立するに必要な状態から撤退させれば，心理的不安や恐怖を起こし得る状態から回避することができることになる．すなわち，心的距離が近づきすぎないある点でそれ以上の接近による不安惹起を，勃起障害を起こすことによって阻止することができる．心的距離という側面からは，心因性勃起障害を心的距離の異常接近の阻止の手段と位置付けることができる（**表24**）．

Q：対象関係病理からみた心因性勃起障害のメカニズムは？

　性行為は非常に近接した夫婦間のコミュニケーションと考え，心的距離という心理をさらに内界に踏み込んで成立機序を考えると，夫婦間の対象関係病理

に行きつく。

　たとえば野末は，夫婦間のコミュニケーションの障害として次のようなとらえ方を紹介している。

　妻は自分にとってもっとも大切な女性である。そのもっとも大切な人との性行為では相手を傷つけてしまうのではないかと密かに心を痛め，性的行為自体に強い罪悪感を感じるようになる。妻に対する性行為に対して妻への罪悪感の意識が強ければ強いほど，妻に対する性的チャレンジは遠ざかる傾向を示すことが多くなることはすでに報告されている。このような，より内界に踏み込んだ理解も，心理的メカニズムを理解するためには必要である[7]。精神分析理論の中での対象関係論は，性行為のような親密な接触に伴う不安の成立にはスキソイドジレンマという理解を，フェアバーンやガントリップが提示している。

　スキソイドジレンマは，対象であるヒトを求めながらヒトと親密になることが相手を破壊してしまうという恐怖が生まれるため，相手から引きこもってしまう現象だと考えられている。

　心因性勃起障害のケースに当てはめて考えてみると，妻である愛するパートナーと性行為によって接近し，もっと親密に接したくてしようがないのだが，性行為によって妻の性器を通して妻自身に接近していくと自分の大切な妻を壊してしまうかもしれないという不安を強く感じる。妻である性のパートナーは自分にとってはとても大切な存在であるから，それ以上近づいてしまっては大切な対象全体を破壊してしまうかもしれないので自分は引き下がらなければいけない。引き下がるには，勃起したペニスを発き立てるという攻撃的破壊的性行為から撤退すればパートナーも破壊から守られるし，自分も相手を破壊せずに守られる。したがって，撤退のもっともよい方法は勃起したペニスそのものがなくなってしまえばよいという深層からの指令によって勃起を中止させる。しかし，自分は夫婦における性行為の対象である妻に近づきたくて近づきたくてしかたがないと思い続けている。したがって勃起は繰り返し起こり，一方で勃起障害は持続し続けると考えられる。このような理解をスキソイドジレンマと呼ぶ（図4）[8]。

7. 勃起しないという困惑

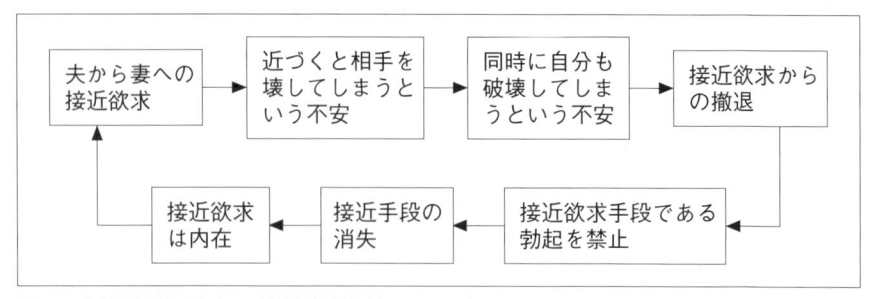

```
夫から妻への接近欲求 → 近づくと相手を壊してしまうという不安 → 同時に自分も破壊してしまうという不安 → 接近欲求からの撤退
    ↑                                                                                                            ↓
接近欲求は内在 ← 接近手段の消失 ← 接近欲求手段である勃起を禁止 ←
```

図4　心因性勃起障害の対象関係論的メカニズム
接近欲求があるにもかかわらず破壊不安から接近手段を放棄するが、欲求は持続し循環する。したがって勃起障害は持続し続けることになる。

　同じようなスキソイド的葛藤を表す用語として山アラシジレンマという理解も感覚としてわかりやすい。身体の周囲にトゲトゲがあるので，山アラシどうしが親密さの気持ちを表現し近づこうとするとお互いにトゲが刺さってしまいそれ以上近づくことができなくなる。しかしお互いの山アラシは近づきたくて近づきたくてしかたがないという，二者択一できない悩みであるという説明である。相手を大切に思うがあまり，最も接近できる手段である性行為において勃起という行為の前提を失ってしまう心因性勃起障害の深層をよく表している[7]。
　このスキソイドジレンマや山アラシジレンマという深層心理から心因性勃起障害を理解すると，原因は心的距離感における問題であり，カップルの相互性の中だけにあるという見方であることがわかる。ここで重要なことは，この病理では男性の心理が病的であるわけではなく，もちろん女性の心理に病理があることを指摘しているのでもなく，特定の2人の間に生じる特別な心理的関係の問題であるといえる。したがって，一部の心因性勃起障害の患者が，別のパートナーと性交渉におよぶと勃起障害を示さないというエピソードは，男女の心理的関係性に要因を求めると一見不可解な現象も了解できる。

Q：心因の質に基づく2つのアプローチ法は？

　新婚インポテンスに代表される心因性勃起障害はシルデナフィル（バイアグ

ラ）登場以降，未完成婚のまま数年を経るという異常なプロセスを回避する有力な手段となった．心因性の大部分を占める予期不安と条件づけによる勃起障害は，手続きが複雑な心理療法を適応しなくてもよい症例が増えてきたものと思われる．一方，夫婦間の人間関係を基調にした勃起障害は相変わらず本格的心理療法に頼らざるを得ない．

　心因には種々の要因があり得るが，大別すると表層の推測可能な現実的な心因と，自分でも自覚することが難しい深層の心因に分けられることを石津[1]は指摘している．

　前者は失恋や夫婦間の心理的な気持ちのズレ，嫁姑問題，マスターベーションの罪悪感などといった日常の生活の場の現実の出来事が心理的ストレスとなって，勃起障害を引き起こしているような場合で，このような心因を現実心因と名付けている．現実心因は患者にとって心的負荷となるので，ストレス負荷に時間的に相応して勃起障害が起こる．

　後者は，心の奥に内在する怒り，憎しみ，ねたみ，不安などの抑圧された感情，生育歴上の諸問題，幼少時期における精神的外傷体験，あるいはエディプス・コンプレックスとして表現されている無意識的近親相姦欲求などが推定される要因となり，勃起障害を引き起こす．このような患者自身が意識することができない心因を，深層心因と石津は呼んでいる．

　現実心因性勃起障害と深層心因性勃起障害に対する心理療法はまったく異なる．現実心因には，行動療法を中心とした治療法が用いられるのに対して，深層心因には精神分析，精神療法や，洞察指向型のカウンセリングなどの感情の処理を目的とした，より本質的な心理療法が主として用いられる（表25）．

表25　心因性勃起障害の治療

現実心因に基づく勃起障害
　　→支持的精神療法，再教育療法，行動療法など
深層心因に基づく勃起障害
　　→精神分析的精神療法，洞察志向型カウンセリングなど

7. 勃起しないという困惑

Q：心因性勃起障害に対する心理療法の選択は？

従来から行われている心因性勃起障害に対する心理療法は，精神分析的精神療法，支持的精神療法，簡易精神療法，自律訓練法，系統的脱感作療法，感覚焦点法などがあげられると阿部[2]は指摘している．さらに，これらの治療法は，接近技法によって言語を介して見えないものを扱っていく精神療法的方法と，評価可能な行動を通して介入していく行動療法に，大きく分けることができる．

精神療法は深い病理性をもつ心理的葛藤に対しては有用であるが，治療終結までに長期間を要してしまうため速効が期待できないという問題点を有している．一方行動療法では，浅いレベルの不安の解消に当たっては得意であり，比較的短期で効果を期待できるが，治療過程で露呈してくる精神病理や治療抵抗などの処理，治療者―患者間の感情転移の対応については十分な効果を発揮し得ないと考えられる[2]．

Q：心因性勃起障害に対する予期不安や条件づけに対する治療は？

阿部[2]は臨床経験から，心因性の勃起障害の病因として，深いレベルの心理的要因が関与している症例は少数であり，多くは表面的で単純な予期不安が繰り返し学習され，条件づけられてしまった結果としての心因性勃起障害の状態を持続しているものが大部分であるとしている．つまり，何らかのアクシデンタルな心理的要因により1ないし2度の勃起が得られず性交に失敗してしまった体験を有すると，それを過大に受け止めてしまい，今回もまた性交を失敗するのではという予期不安が，自律神経を介して自然の勃起を損なってしまう症例が多いと指摘している．

このようなメカニズムに深い心理的過程が介在しない症例に対しては，精神療法をファースト・チョイスとする必要はなく，行動療法的に対応すれば十分である．もちろん治療中に生じてきた夫婦間の人間関係などの問題に対しては，

時々に精神療法的技法を介して対応していく必要がある。

a. 性的反応

石津[3] は，27歳の公務員の新婚インポテンスを例に治療過程を示している。

まず自慰を禁じ，さらに行動のコントロールを課し，性的興奮を感じ不安が消失したら，課題を漸次次へ進めていくという手順を踏み，約1ヵ月で性生活を営めるようになったとしている。

b. 感覚焦点法

行動療法の1つで，性行為をリラックスして楽しむことに集中するトレーニングを行う。まず性器や性的行為への知的教育をし，男女が相互に肌の触れ合いを楽しむことにポイントを置き，与えられた課題（非性的感覚焦点—性的感覚焦点）をマスターしていく。全裸での背中，頸，腕，脚などの触れ合いやマッサージから，段階を追って性感帯，そして性器への刺激へと進めていく。

c. ノン・エレクト法

阿部[4] が考案した感覚訓練と逆制止を応用した，予期不安や条件づけを解消するための行動療法である。

勃起させてはいけないとのメッセージを与え，ペニスがもっとも敏感な半勃起の状態で，亀頭部の感覚に集中する訓練を行う。

d. その他の治療法

その他の予期不安や条件づけに対する治療法には再教育療法，系統的脱感作療法，自律訓練法がある。

e. シルデナフィル（バイアグラ）発売以降の心理的治療の展望

シルデナフィルは勃起をコントロールする細胞内情報伝達系を操作することで勃起を起こすことは，白井[5] の自験成績によれば50mgでの有効率は87.8％

と報告され，かなり確実なものとなった。さらに心理的要因による勃起障害は細胞内情報伝達系は正常なことが大部分であるのでシルデナフィルの効果はさらに強く，後藤ら[6]の報告では100％と他の血管性，神経性を圧倒した有効性を報告している。

しかし，心因性勃起障害の夫の陰茎を薬剤により勃起させ性交が可能になれば，勃起障害に伴う夫婦間の心理的問題が解決するほど単純ではない。したがって，現実心因である予期不安や学習による条件づけを解決するだけで寛解する症例は，シルデナフィル発売以降は治療上困難を感じることは減少するものと思われる。しかし深層心因と想定される症例については，シルデナフィルにより勃起が維持されたとしてもそこに横たわる問題はまったく解決されない。したがって，相変わらず労多くして効少ない洞察指向の心理療法を続けなければならない。しかし治療者の数の問題と患者側の治療抵抗のため，治療が進行するケースはまれなものとなってしまっているのが現状と思われる。

Q：より内面的な心理因子が勃起障害の要因となっている場合の治療法は？

心因性勃起障害の成立機序から心理的治療を考えてみると，大部分は予期不安や条件づけによって発症持続していくため，薬剤の投与により勃起を成立させ繰り返し性交を行っていれば，薬剤なしでの性交が可能となる症例も少なくないものと思われる。しかしより内的な心理からみてみると，心的距離の接近しすぎた状態と性行為をとらえ，その不安・恐怖から撤退するため性行為の前提である勃起を失うために心因性勃起障害を発症するものも存在する。

さらに内界の心理から症状発展のプロセスをみると，妻を性行為により破壊してしまうという不安から回避するため自らが引きこもる手段として勃起を放棄することによって心因性勃起障害が持続するとするスキソイドメカニズムの存在も予測される。

これらの病態の存在が予測される患者では，性行為の成立とともに夫婦間の対人関係の調整もなくては夫婦関係そのものを継続させることができない。日

常生活における夫婦間での心的距離のとり方についての指導・相談が必要である。また野末[7]が指摘する女性側の因子による心因性勃起障害では，妻の夫に対する攻撃性や情緒の不安定性が大きな問題となり，生活指導による安定化が重要である。

8. 浅くて速い呼吸

症例：21歳の女性

　高校の同級生の自宅に遊びにいっている。同級生は短大を卒業後親から離れて独立して一人暮らし。

　同級生の話によると，友人は過干渉な母親から現在付き合っている男性はよくない人なので別れるように言われて悩んでいる。「これから母親がすべて干渉してくると思うと何もかもいやになる」と同性の下宿へ遊びに行っている時に悩み相談になってしまった。初めは話題の1つであったが，だんだん親子間の話が深刻な感じになってきた。母親と自分との関係に話が及び，いかに母親と自分との関係が歪んでいるかという話しをしているうちに，友人はだんだん息が速く苦しそうになり，話し続けることができなくなっていた。友人は頭がボーとしてきたと訴え苦しそうである。

　観察していると呼吸が浅くて40回程度の頻呼吸である。少し意識も不明瞭なようで目が眠い時のようにトロンとしている。苦しそうに助けを求めるように時々こっちをみている。苦しそうである。

Q：症例の評価

　典型的な過換気発作である。このケースの場合は自分に関わる深刻な話をしているときに内在化していた不安が惹起されて過換気という身体症状として現われたと考えられる。

　また医療面接においても促進的な相づちを行うようにすすめ，また話しやすいようにすすめることを重要なコミュニケーション技法として身につけるようにもとめている。

　この症例における同級生に実は看護学生であり促進的コミュニケーション技術を身につけていると考えられる。しかし促進的対応が過ぎると，本症例が示

したように相手に内在している不安が惹起されてしまい，ここで過換気発作を
おこすに至っている．面接ではよいとされている促進的な対応によって，不安
の症状を誘発したと考えられた．

　ここでの学びは，何でも促進的にコミュニケーションをすすめることがいい
わけではない，ということを知ることである．対象の内界から不安などドロド
ロしたものがわき出るようにでてきた時，すなわち本症例のように話しが佳境
に入ってきてしまった時，噴火口にふたをするような現実に立ち帰らせるよう
な対応が必要であったといえる．問診中いつも配慮すべき技法である．

Q：過換気症候群とは？

　過換気症候群は呼吸数が極端に増加しそれによって肺の換気量が増加し血中
の炭酸ガスの低下を起こしそれによって特有の病像を示す病態である．過換気
症候群は，症状がけいれん発作と似ていて，症状が非常に激しいので周囲の
人々を驚かせ本人も動揺する．周囲と本人の動揺により症状の本体である不安
を増強してしまい，病態はさらに悪化する．

　若い女性に多くみられるが男性でも起こる．女性では情緒不安定により起こ
ることが多く，男性では不安緊張により起こりやすい．しかし原因はさまざま
あり，発熱，疼痛などによっても過換気症候群は起こり一概に心身症メカニズ
ムによって起こるとはいえない．

Q：病態生理は？

　安静にしている正常な状態での呼吸の回数は，1分間に16回くらいで4秒に
1回程度で無意識に行われている．そして1回の呼吸の換気量は500mLくらい
でほぼ一定している．換気量が無意識に一定に保たれているのは肺の拡張した
状態を肺にある圧受容体が感知し，神経を介して脳幹部にある呼吸中枢へ伝達
するためである．換気応答は圧反射，血液中の酸素，炭酸ガスの分圧，頸動脈，

大動脈にある受容体などを介してコントロールされている。しかし多くの調節機構によってコントロールされている換気も精神的な不安定さなどの刺激が加わると容易に制御メカニズムが破綻し過換気症状が誘発される。

病態の直接の発生要因は血液中のガスの変化によるものとされており，過換気により血液中のCO_2分圧が低下することにより呼吸性アルカローシスとなる。これに反応し脳内の動脈は収縮し脳血流は減少する。このため手足がしびれたり頭がボーっとするなどの症状がつくられる。さらに交感神経が刺激され，動悸，めまいなどの交感神経刺激症状が誘発されていく。

Q：過換気症候群の症候は？

自覚症状は，空気の足りない感じとか，喉が詰まる感じなどを中心に，手足のしびれ，失神感，頭重，胸の締めつけられる感じなど多彩である。他覚的には浅く早い頻呼吸が必発で，この呼吸パターンを観察すれば診断価値が高い。心理的には情緒不安定，苦労性，神経質な人に多く認められるが，普通の人でも発熱しているときや恐怖を味わったとき，疲労が重なったときなどには，しばしば誘発される。

Q：鑑別診断は？

救急外来における診断は頻呼吸があり，チアノーゼ，浮腫など急性心不全の徴候がないなどを観察すれば比較的容易である。酸素飽和度モニターは低酸素血症の除外には有用である。酸素飽和度のモニターでは血中炭酸ガス濃度はわからないので，直接動脈を穿刺して測定する動脈血ガス分析で血中炭酸ガス濃度の測定を必要とする。症状が遷延する場合は心肺や電解質の異常を想定胸部X線，心電図，血液生化学検査などを行う。

Q：対処の実際

　本症の対処の方針は，症状形成の悪循環を断つことである。つまり患者は苦しいので，無意識に深呼吸やため息をついて症状に対処しようとするが，これではさらに過換気を悪化させてしまい症状も悪化する。したがって患者の浅く早い呼吸パターンを変えさせたり，症状を悪化させる深呼吸やため息をやめさせなくてはならない。不安の状態にあるので呼吸のパターンを普通にしなさいと指示しても成功しない。患者も止めたいのであるが止められないように悪循環が形成されてしまっている。

　そこで換気のパターンを変えるために患者に話しかけ応答を要求し少し話をさせてみる。発作の様子をたずね，意識してゆっくりした口調で問いかけてみることは著者がよく試みる対処である。たとえば「手の症状はどんなですか？」とゆっくりと問いかけるといった感じである。この発作は意外と長く続く場合があり，手足の冷感がとれてくるのは 1～2 時間前後を要する場合もある。とにかくあなたが落ち着きさえすれば症状はコントロールできることを，発作中もベッドサイドで繰り返し説明することが大切である。患者は動転しているので，発作中の呼吸パターンを認識することができていないことが多いので，これを患者に伝えることも治療的には意味がある。

　対処時の心得としては，絶対発作は自分とのかかわりで止めると自信を持つことである。心身症患者への危機介入はそう多く機会はないが，診療中にこれから自殺に行くと言っている場面が現出し介入を要する場合がないわけではない。以前は物を自分に向け部屋に立てこもっていた学生を安全な状態にするた

表 26　過換気発作の対処の手順

①呼吸パターンの修正を指示する
②患者に話をさせる
　この間（①～②）看護者は苦しさに対して共感的に努力する
③発作は 10 分程度であることが多いが，症状は 1～2 時間とれないこともある

表27 過換気症候群に対する処方例

■処方例
内服できる場合
　アルプラゾラム（ソラナックス®）0.4mg　1×頓用
　ロラゼパム（ワイパックス®）0.5mg　1×頓用
内服できない場合
　ジアゼパム（ホリゾン®）1A10mg を 1/2A
　ゆっくりと静注
　（呼吸抑制などが起こりうるのでなるべく経口で使用）

め乗り込んだことがあるが，著者が呼ばれるまで指導教官や心理士がかなりの時間呼びかけ対応したが安全は確保できなかった。著者はすぐに中に入り自信を持って対峙し何をしに来たかを目で知らせ目で説得した。対処側の自信が状況に余裕をつくる。治療者側の余裕が患者に伝播していくと患者の不安が低減し発作が止まっていく。

　このような患者への精神的援助は，ジアゼパム（セルシン）10mgの筋注よりも紙袋再呼吸法よりも，はるかに効果的である。

Q：紙袋再呼吸法以外の介入は？

　過換気症候群の治療法として今もなお紙袋呼吸法が絶対的対処法として推奨されているようである。過換気症候群とパニック障害はしばしば合併しており，先にも述べたように不安を基調にした病態であることは繰り返し説明する必要はない。不安を扱うことが必要なときに紙袋を渡す理由はわからない。身体面のみさわって心をみない心療内科的対処としてはもっとも望ましくない対処といえる。よほど高度のアルカローシスでもないかぎり人為的な再呼吸は本質的な治療とはいえない。またパニック障害の患者は炭酸ガス負荷によりパニック発作が誘発されることが知られてきたので，紙袋呼吸法の使用は過換気症候群の病態にはよいがパニック発作には望ましくない治療法であることもわかって

いる．さらに，過呼吸後には生理的に無呼吸を含む低換気が生じる．その際血中炭酸ガス濃度の回復は緩徐であるが酸素分圧が急激に低下するため過換気症候群には紙袋というマニュアル的な対処は危険である．

　紙袋呼吸法を施行する場合，ポリ袋では行わないこと，1人だけでは行わせないこと，ナースもしくは治療者の観察下で行い，できれば酸素飽和度モニターを行うことなどの配慮が必要である．

9. 持続する微熱

症例：35歳の男性，会社員

主訴は持続する微熱と全身倦怠感である。

患者はスポーツマンであり病気を知らずきわめて健康であった。風邪をひいて熱があってもほとんど医療を受けたことはなく，病院は自分には縁のないところだと思っていた。昨年の夏の終わりに風邪をひきいつものように気にせず仕事をしていたが喉のリンパ腺がはれうがいで対処していたがなかなか治らなかった。このころから強い全身倦怠感が出現していたが構わず仕事を続けていた。しかしいつまでたっても37.5℃から38℃までの熱が引かず，何か尋常ではないと思い，近医を受診し検査を希望した。

診察のとき首のリンパ節が触れることを指摘されていた。この頃体のだるさは尋常ではなく仕事から帰るとぐったりしてすぐに休むようになっていた。検査を受けたところ抗核抗体が弱陽性であり左右対称の肘関節痛があり膠原病の疑いがあると指摘され大学病院を受診するように指示され少し離れたところにある大学病院を受診し1ヵ月程度繰り返し採血をしたが，膠原病とは考えられないと指摘され，異常なしということで心療内科に依頼となり受診した。睡眠は熱が出てから不安定となりそれまで経験したことのない浅い眠りでしばしば目が覚めてしまう。気分はやや沈みがちであるが抑うつ気分というわけではない。

Q：本例の評価は？

診断としては膠原病ようの症状が認められるが，膠原病としての証拠がつかめない状況である。膠原病は時期をかえれば自己抗体が陽性になることがあり，再評価が必要である。

しかし症状は膠原病ようというよりは慢性疲労症候群（疑い）という診断の

ほうが正しいようである．慢性疲労症候群が提案された 1990 年頃には，日本では病態の存在がほとんど知られず，その後もマスコミ主導で病態が紹介されてきた経緯があり，医学界はこの慢性疲労症候群を医学的な病態としては長く認めずにきた．現在ハリソン内科学に記述されるようになってから症候群名自体の存在が認められた．しかし現在でも広く病態の存在が受け入れられているわけではない．

Q：慢性疲労症候群とは

慢性疲労症候群は，それまで健康だった人がある日突然発症する．激しい疲労感が続き，ひどいときには起き上がれないほどになり，日常生活に支障をきたし，多くは微熱やリンパ節の腫脹をともなう．過労が重なった累積疲労とは違うため，単に休んだだけでは，疲労感はとれない．日本における推定患者数は平成 5 年に行った厚生省研究班の疫学調査によって 6,000 人から 13,000 人の幅で推定され平均約 10,000 人であると推定されている比較的稀な疾患である．なお米国の疫学調査では 10 万人対 100 から 300 人と約 20 倍の患者数を推定している．患者は女性に多く男性の約 2 倍であり，多くは 25〜45 歳で発症するが，小児期または老年期でも発症する．

臨床症状は非常に多彩である．症状は慢性に長期に経過し，寛解したり増悪したり動揺する．特徴的な症状は強い疲労感に加え，リンパ腺がはれ，微熱が続くことである．微熱は 37℃台のものが多く日内変動を示すことが多い．筋肉痛や関節痛が見られることもあり，睡眠障害，うつ状態といった精神症状を伴うことも多い．

Q：診断基準は

日本における診断基準は 1992 年に厚生省 CFS 診断基準試案が広く使われている．大症状と小症状から成っており，大症状は満たすが小症状が足りないも

表28　CFS診断基準（厚生省）

A. 大クライテリア
1. 生活が著しく損なわれるような強い疲労を主症状とし，少なくとも6ヵ月以上の期間持続あるいは再発を繰り返す（50％以上の期間認められること）
    ＊この強い疲労とは，疲労が短期の休養で回復せず，月に数日は疲労のため，休まなければならなかったり，家事ができず，しばしば臥床しなければならない程度のものである〔この疲労の程度については「PS（performance status）による疲労・倦怠の程度」の段階3以上のものとする〕
2. 病歴，身体所見，検査所見であげられている疾患を除外する
    ただし，精神疾患については心身症，神経症，反応性うつ病などはCFS発症に先行して発症した症例は除外するが，単極性のものは精神病性であることが明らかになった時点で除外することとし，それまでの診断不確定の間は反応性うつ病と同じ扱いとする

B. 小クライテリア
- Ⅰ. 症状クライテリア
    以下の症状が6ヵ月以上にわたり持続または繰り返し生じること
    1. 微熱（腋窩温 32.7～38.3℃）あるいは悪寒
    2. 咽頭痛
    ＊＊3. 頸部あるいは腋窩リンパ節の腫脹
    4. 原因不明の筋力低下
    5. 筋肉痛あるいは不快感
    6. 軽い労作後に24時間以上続く全身倦怠感
    7. 頭痛
    8. 腫脹や発赤を伴わない移動性関節痛
    9. 精神神経症状（いずれか1つ以上）
        羞明，一過性暗点，健忘，興奮，昏迷，思考力低下，集中力低下，うつ状態
    10. 睡眠異常（過眠，不眠）
    11. 発症時，主たる症状が数時間から数日の間に発現
- Ⅱ. 身体所見クライテリア（少なくとも1ヵ月以上の間隔をおいて2回以上）
    1. 微熱
    2. 非滲出性咽頭炎
    ＊＊3. リンパ節の腫大（頸部，腋窩リンパ節）
    ＊　A：大クライテリア2項目，B：小クライテリア，Ⅰ. 症状クライテリア11項目，
        Ⅱ. 身体所見クライテリア3項目より構成され，
        Ⅰ）①：A2項目＋BⅠ6項目以上＋BⅡ2項目以上，あるいは，
        　　②：A2項目＋BⅠ8項目以上のいずれかを満たすと「CFS」と診断する
        Ⅱ）A2項目を備えるが，B項で診断条件を満たさない例「CFS疑診例」とする
        上記基準で診断されたCFS（疑診例は除く）のうち，感染症が確診された後，それに続発して症状が発現した例は「感染後CFS」とよぶ

上記診断基準はCDCの診断基準を参考に作成されたわが国のCFS診断基準（案）
　＊：あらたにつけ加えられた項目
　＊＊：CDCの診断基準にある「圧痛を伴う」を削除

のを，CFS疑診例とする。この基準は米国で1988年に発表されたCFS修正診断基準をもとに作られている。米国では1988年に発表されたCFS修正診断基準が用いられていた。1994年にCDC診断基準がさらに修正されている。

　CDC基準は2つの特徴が存在することで定義している。1つは臨床的に評価される説明しがたい持続的もしくは繰り返す疲労のうち，はじめての症状であるが，発症時期がはっきりしているもの，今行っている労作のためではなく安静によって軽減されないものであり，職業上，学業上，社会生活上または個人の活動において，発症前よりも実質的な低下の認められるもの。2つ目は，6ヵ月以上にわたって続くか，繰り返す。またこの症状が疲労に先行していないことである。

　診断基準での必要な除外診断は悪性腫瘍，自己免疫疾患，HIVをはじめとする感染症，内分泌疾患，中毒性疾患をはじめ，薬物依存を含む精神疾患である。診断基準にあげられている自覚症状としては微熱，咽頭痛，頸部または腋窩リンパ節の腫脹，筋力低下，筋肉痛，頭痛，熟眠感のない睡眠，などである。また他覚所見としては微熱，非浸出性咽頭炎，リンパ節の腫大があげられている。

　除外，鑑別すべき疾患は多く，臨床検査では免疫系を中心に軽度の異常を認めることも多く，確定診断に至るには容易ではない。特に気分障害はCFSの診断基準の中にも含まれ，かつ鑑別疾患でもあり実際例では時間の経過のみの視点では識別が難しい例も存在する。身体各所の疼痛，こわばりを主症状にする線維筋痛症は病態がきわめて近似しており一部症例の移行を含めて異同については議論がある。

Q：主な治療は？

　治療は外からはつかまえることができない倦怠感を確かなものとして受けとめることからはじまる。治療の方針は複雑な鑑別診断を行いながら原因不明でなかなか直らない倦怠感に対して包み込むような暖かさで共感的にアプローチ

する．長期に続く強い疲労感のため食事や睡眠などの日常生活のリズムが崩れやすくなるためサーカディアンリズムの維持は症状持続の悪循環サイクルを断ち切るためにも大切な指導である．

　比較的効果があると考えられている治療法は行動療法のひとつである運動負荷を行う方法（graded exercise therapy）と心理面から認知の改善を目的とした認知的行動療法（coginitive behavioral therapy）である．

　運動負荷については本症患者は強い疲労感を持っているため動くことよりは安静を好む傾向にある．しかし安静では生活リズムが乱れやすく，疲労感が増強してしまう．したがって運動後の疲労回復に時間を要することを考慮すれば水泳や速歩などの好気的な運動が勧められている．エアロビックな運動が負担の場合は自分ができる最低の労作，たとえばゆっくりした歩行や簡単なストレッチ体操を行うだけでもよい．

　他に免疫療法としてはハイドロコーチゾンの少量投与や免疫グロブリンを投与する方法が一部で効果があったと報告されているが，全般的な改善では有効性を認められず，症状の一部に効果が確認されているだけである．さらに薬物，サプリメント，補完／代替療法などによるの治療介入が検討されているが現在までのところ有効性は確認されていない．そのほか従来試みられた治療法や従来にない新しい治療法に関するさまざまな情報が出回っている．時には害となりうるものであったり，高価で不合理な経験的な治療から患者を守ることも大切な治療である．

　薬物治療は現在までの検討で部分的ではあるが対処的治療として効果があると考えられている．ある程度効果的な薬物は次の3種類である．鎮静作用の少ない抗うつ薬は抑うつ気分や睡眠を改善し，疲労感の軽減にも有効であり，非ステロイド系消炎鎮痛薬は頭痛，全身の痛み，発熱に効果があり，アレルギー治療薬は鼻炎，副鼻腔炎の症状軽減に有効である．

Q：経過予後について

　長期予後は調査によってかなり幅があり 17 ～ 64 ％ が改善とされている。完全寛解は 10 ％以下であり，増悪は 10 ～ 20 ％ とされている。したがって機能的予後の多くは部分寛解ではあるが，改善を認めるものも多くおおむね良好と考えられており，生命予後については多くは問題なく良好とされている。機能面の予後不良と関係する要素としては年齢が高い，罹病期間が長い，重症の疲労感がある，精神疾患が合併しているなどが指摘されている。一方小児や青年期の CFS は早期に寛解することが多いことがわかっている。

10. 突然起きたパニック発作

症例：30歳の主婦

　主訴は突然起きた動悸，くらくらする感じと息苦しさである。

　以前から病気を知らず健康であったが，1ヵ月前風邪気味で微熱があり鼻も詰まり不調であったが，夫の親戚に届け物をしなくてはならない約束をしていたので，気乗りはしなかったが，日延べをするよりは期日に届けたほうがいいと思い直通電車で一時間半かかる道のりではあったが，親戚に連絡をして駅まで迎えに来てもらうことにした。親戚の家には数度しか訪ねたことしかないので親戚のお宅の場所がはっきりしなかったためである。親戚の家に向かう電車の中で突然今まで経験したことのない体全体が脈打つような拍動を感じ，急いで息を弾ませようとしたが風邪で鼻が詰まっていて思うように息が継げず喘ぐようになり立ち上がってしまった。電車は田園地帯をかなりのスピードで走っていた。空気が薄いような気がして窓を開けたくなったがちょうど寒い季節で人に迷惑だと思って我慢した。早く駅に着かないかとイライラしたが，降りると迎えに出ている夫の親戚に迷惑がかかると思い我慢して半死半生の思いで電車を乗り続け目的地までいき，風邪気味で調子が悪い旨を夫の親戚に伝え早々に帰宅した。その後鼻づまりの発作のことは風邪が治ってから思い出すことはなかったが，時々特に走ったり緊張しているわけではないのに心臓の拍動が速く感じるようになっていたが，すぐに軽快していた。発作の10日後再び電車に乗って外出することになったが，以前の鼻づまりの発作のことを思い出し，またなるかもしれないと心配になった。電車に乗ってドアがどんと閉まると閉じ込められたような気がして急に降りたくなったが，電車が発車してしまい降りることができなくなると，以前のように動悸，息切れ，めまい感が出現し，このまま死んでしまうのかもしれないという恐怖感に襲われ次の駅で降り，用事を済ませず帰宅した。家にいる時は症状は出ないが，最近では電車に乗って買い物に行ったり遊びに行くことは億劫になり，なるべく出かけないよう

にしている。夫に相談したら心臓や肺の病気かもしれないといわれ，翌日近くにある診療所で動悸が急に起き息苦しくなったことを伝えたところ，すぐに検査することになった。しかし血液の末梢血・血清生化学検査や尿検査には異常は認めなかった。また同時に行った心電図，胸部X線でも異常は認められなかった。心配ないと言われたが，体に病気が潜んでいるような気がして大学病院を紹介してもらい受診した。総合診療部でさらに精査をすることになり，トレッドミル負荷心電図，頭部MRIと脳波の検査を行ったがいずれも異常がなく，まず考えられる病気はないので心配ないと説明されたが心配である。

Q：症例の評価

　突発する動悸，めまい感，呼吸困難がありいずれも急性不安発作の重要症候である。初発時および再発時の発作の症状はいずれも突発し，死んでしまうかもしれないという不安，予期不安，外出恐怖，空間恐怖などの症状がそろい，パニック障害がもっとも疑わしい。循環器疾患としては発作性頻拍，WPW症候群などの不整脈また狭心症などの虚血性心疾患ではなく，脳波や頭部MRIでも異常は見いだせないのでてんかんや脳腫瘍など脳の器質的および機能的病態ではない。

Q：パニック障害とはどのような疾患か？

　不安障害はWHOの分類では，まず恐怖性障害とその他の不安障害に分ける。その他の不安障害をさらにパニック障害，全般性不安障害，不安抑うつ混合性障害に細分している。
　パニック障害の症状はパニック発作とよばれる急性不安発作によって初発し，その発作を繰り返すものである。パニック発作は数分の経過で，動悸・息苦しさ・手足のしびれ・冷や汗などの交感神経刺激症状と，同時にこのまま死ぬかもしれないという強い恐怖に襲われる疾患である。発作が寛解していると

表29　ICD-10による不安障害の疾病分類

Ⅰ．恐怖障害	Ⅱ．その他の不安障害
1）広場恐怖	1）パニック障害
2）社会恐怖	2）全般性不安障害
3）特定の恐怖症	3）不安抑うつ混合性障害

表30　パニック発作の診断基準（DSM-Ⅳ-TR）

　強い恐怖または不安を感じる。はっきりほかと区別できる期間がある。そのとき，以下の症状のうち4つ（またはそれ以上）が突然に出現し，10分以内にピークに達する。

（1）動悸，心悸亢進，または心拍数の増加
（2）発汗
（3）身震い
（4）息切れ感または息苦しさ
（5）窒息感
（6）胸痛または胸部不快感
（7）吐気または腹部の不快感
（8）めまい感，ふらつき感，頭が軽くなる感じ，または気が遠くなる感じ
（9）現実感消失（現実でない感じ）または離人症状（自分自身から離れている）
（10）コントロール感を失うことまたは気が狂うことへの恐怖
（11）死ぬことへの恐怖
（12）異常感覚（感覚麻痺またはうずき感）
（13）冷感または温感

きは急性期に認められる症状がまったく認められないのが特徴である。また発作に襲われるかもしれないという予期不安やすぐに発作のとき対処できない場所にいることへの心配である空間恐怖を伴う事が多い。30歳の主婦の方の症候は急性期の症候をきれいにそろえている。また遅れて外出恐怖，予期不安そして空間恐怖などの恐怖症状が出現している点が典型的である。

Q：パニック障害の初診のポイントは何か？

　パニック障害を客観的に臨床検査では確定診断できないため，病歴が診断のポイントになる。

　もっともパニック発作らしい経過は急速にめまいや動悸などの身体症状を主体とする不安発作が出現することを確かめる。そして30分から1時間以内の急性期症状の持続の後，症状がまったく消失することを確認することが大切である。患者からの訴えの傾聴に終始すると症状の寛解するエピソードがキャッチできない。この点については治療者側から尋ねることが必要である。

　病歴を聴取するときの注意としては，パニック発作を疑ったときに発作が軽いとめまいや動悸が一過性に出現するだけなので，患者自身もパニック発作とは考えずにエピソードを伝えないことも多いので，症状を挙げながら問診することが必要である。

　鑑別すべき疾病としては甲状腺機能亢進症，てんかんの複雑部分発作，低血糖症，覚醒系薬剤の使用によるフラッシュバックなど注意を要する。

　本例のおいても始めクリニックでは循環器系や呼吸器系を中心にいわゆるスクリーニング検査を行っており全身に対して疾病仮説を立てている。このように全身を精査する姿勢は重要である。症候がそろったからと思いすぐにパニック障害と断定し治療を開始すると後で器質および機能的な疾患の存在が気になって治療が後戻りしたり，実際疾病が後から認識されることもあり治療に対する信頼感を失いかねない。鑑別診断を十分に行うことは重要である。

表31　パニック障害の診断に必要な要素

1) 動悸，発汗，息苦しさなどが突然発現する
2) 予期しない発作が繰り返される
3) 予期不安などの持続的な心配がある
4) 多くは空間恐怖がある

Q：一般的治療法は？

　治療計画は急性発作性不安に対するものである。治療計画の原則は急性のものには短期で十分な量の投与を計画すべきである。急性のものであっても外来治療が原則であり，大部分入院を要しない。したがって精神を専門としないプライマリ・ケア医がパニック障害を代表とする不安障害の治療を担当することは一般的なことである。

　パニック障害には高力価のベンゾジアゼピン系の抗不安薬の十分な投与から始める。抗不安薬の選択については，力価の強く，作用時間が短すぎないことが条件である。たとえば文献的にも多く推奨されているアルプラゾラム（ソラナックス）は高力価で十分な作用時間がある点が多く推奨されている。用量については0.4mgを3回投与することからはじめることを原則とする。副作用は眠気やだるさなので，患者の服薬感を聞きながら調節することは当然である。それでも薬剤開始後症状のコントロールが十分でないときは1日量を1.8mgから2.4mgまで増量し対処を試みる。

　数種類の抗不安薬を常用量の範囲で併用していく治療方針については，肝における代謝後の活性物質は異なる薬剤を投与してもほとんど変わらないのでなるべく単剤で使用することを勧めたい。

　またチアノゼパム（リーゼ）に代表される低力価と考えられている抗不安薬の使用は強いパニック発作を抑制するには，持っている薬効は十分ではない。

　作用時間については中時間程度のものが望ましく，短時間のものは望ましくない。パニック障害に対する抗不安薬は奏効するがために，強い精神依存を生む。短時間作用型代表的な薬剤はエチゾラム（デパス）である。

　急性期の治療が高力価の抗不安薬の服薬によってある程度達成されたとき，精神依存をきたしやすいベンゾジアゼピン系抗不安薬を中止し，フルボキサミン（ルボックス），パロキセチン（パキシル）などのSSRIの維持投与に徐々に変換していく。維持する用量はフルボキサミンでは1日量で100mg〜150mg，パロキセチンでは20mg〜30mg程度を目安にする。しかし実際の臨床ではパ

ニック発作に対する恐怖が強く，予期不安の心理規制も加わり抗不安薬から離れることはなかなか難しい．

Q：何を指標にどのくらいの頻度で経過を診るか

急性期の治療においてはパニック発作の頻度は治療薬の用量の決定の目安になる．薬物による治療開始時は向精神薬特有の眠気やだるさの副作用が気になることが多いので，1週間以内に服薬開始の状況を確かめるため診察することが望ましい．その後は1週間に1回程度にパニック発作が抑えられていれば，2週間に1度の再診のピッチが適切である．このピッチが維持できるということは，ある程度発作を自己でコントロールできると考えられる．総合診療部で治療可能であるというよい目安である．

Q：患者への説明は？

不安障害やパニック障害の治療を担当する時は，症状が主観的で目に見えないので，病に冒されているという周囲からの理解が得にくい．さらには罹患している本人も単に気のせいであると考えていることも多く，患者本人や家族に不安障害またパニック障害という自覚的な症状のみで構成される病気を理解してもらうことが必要である．したがってインフォームドコンセントを重視する．治療薬は向精神薬であるので，精神に作動する薬が知らない間に飲まされているということがないように，薬についての説明と同意が必要となる．しかし向精神薬の使用については患者さんの側にはまだまだそのような薬を飲まなけれ

表32 全般性不安障害の診断に必要な要素
1) 過剰な不安や心配が持続している
2) 心配は自分ではコントロールできないと感じている
3) 不眠や疲れやすいなどの不調を伴う

ばならなくなってしまったという意識があることは否定できない。

　不安障害やパニック障害についてはいかにも抗不安薬やSSRIを継続服薬しさえすれば，軽快完治していくという幻想が，患者にはもちろん治療者にも潜在している。

　不安障害やパニック障害の予後に関する調査はかなりの幅があって報告されているが，寛解の率は決して高くない。むしろ再発を覚悟しながら，病を持つ自分を肯定することが必要である。この病気をたとえ持っていても，仕事や家庭生活などの日常が大きく障害されることはない。したがって病気の治療の目標は自分の中から不安障害を取り除くことではなくて，ある程度コントロールされた状態で共存することに置くことは妥当な目標である。

　具体的には体のどこかが悪いわけではないことを繰り返し伝えること，症状を持ちながらもできる限り前向きの社会活動を続けること，無意識に行っている症状を回避するための行動を是正することなどがあげられる。

Q：家族への説明は？

　パニック障害では，大部分が空間恐怖と予期不安を伴う。空間恐怖とはある閉鎖空間たとえばエレベーターや止まる駅が少ない電車に乗ることが怖いことが一般的である。予期不安とはこの前出かけた時は大丈夫だったが，今日または明日出かける時は駄目に違いないと考える心配のことである。空間恐怖や予期不安は必然として外出恐怖につながっている。外出しないと病態はさらに悪化することがしられている。したがって恐怖を低減するために家族とともに外出訓練することは，病態の進行を抑制し，症状を軽快に向かわせる重要な手段である。そのためには身近にいる家族が空間恐怖や予期不安の本態を理解する必要がある。同居している家族が一番理解しにくい病態は外出困難である。しかも外出困難は一般的な対処である様子を見る方法を使うと，増悪してしまうため早期の病態理解を家族が獲得することが必要となる。

Q：専門医へ紹介するものは？

　パニック障害はプライマリ・ケア医による治療を原則とする疾患である。難治と判断されたときは紹介すべきである。

　パニック障害では，パニック発作が連続するため，空間恐怖に伴う不合理な心配があるときである。外出困難が高じて不安感のためまったく外へ出かけられない症状が残存しかつ継続しているときは専門医による継続加療を要する。

　また複雑な心理機制の存在が明らかとなり，個人精神療法を含めた特殊な心理療法が必要と考えられた場合は一般の診療構造では無理なことも多く専門医へ紹介すべきである。またベンゾジアゼピン系抗不安薬を使用しているが，常用量では症状のコントロールができずしばしば使用量を逸脱してしまう時も，潜在している別の理由が認められることが多いので専門医の意見を聞くことが必要である。

　パニック障害は疾病の頻度も高く，比較的抵抗少なくプライマリ・ケア医を受診していることもあり，日本における主たる治療の場は一般医であるといえる。したがって総合診療医である自分が精神疾病の治療を専攻していないため，自らのクリニックを訪れた不安障害の治療担当することは適当ではないのではないかという懸念は抱く必要はない。

　また不安障害の治療予後については一般には抗不安薬の比較的短期の服薬によって完治しやすい病態として認識されているが，治りやすい患者は確かに存在する一方で，完治するのに一定の期間を要するものも少なくないということの認識は重要である。

表33　不安発作の生活指導の要点

1) 身体に悪いところはないことの確認
2) 症状があってもできることをさがす
3) 不安のために避けていることを減らす
4) セルフコントロールをめざす
5) 必要な薬剤はためらわず使う

11. 動悸・胸痛が気になる

> **症例：30歳の男性，会社員**
> 　大学までサッカーの選手をしていたスポーツマン。風邪を引いても熱が出ても走れば元気になってしまう。自分の記憶の中に病気というものは思い当たらない。
> 　いつものように仕事が10時に終わり帰宅した。帰りがけに脈が何回も途絶えることに気付いた。1週間前サッカーの仲間が心筋梗塞で急死しお通夜に行ったばかりであった。その夜自分の心臓は大丈夫か急に不安になり，救急外来を受診した。簡単な検査でこともなげに大丈夫といわれさらに心配になった。次の日，大病院で精密検査を希望し調べた。1ヵ月ぐらいかかり，心臓に管まで入れて調べたが異常がない。心療内科の受診を勧められたが，今では仕事どころではない。いつも脈拍を気にしている。

Q：症例の経過は？

　このケースは心臓と脈が気になってしょうがないため仕事が手に付かないという心身相関があった。この二つの気持ちは相互に悪いほうに助長し合いどんどん病状が悪化していった。悪循環である。彼への指導の方針は，心臓の脈に向かってしまった注意を，外に向けてもらうことである。言うは易く行うはがたしだが，2年かかり仕事に復帰できた。

Q：心臓神経症・神経循環無力症とは？

　精神的な不安は，精神症状として認知されるよりもしばしば種々の身体症状で知覚される。その症候は，心血管系では頻脈・血圧上昇・振戦，呼吸器系で

は呼吸困難・息苦しさ，などを呈し，そのほかにもめまい，頻尿を示す．これらは交感神経刺激症状として理解しうる病態である．心臓神経症・神経循環無力症も類似した症候を呈することから，症候学的には不安，特にパニック障害と近縁な病態である[1]．

心臓神経症は不安を基盤とした動悸，息切れ，呼吸困難，胸痛などの循環器症状を主訴とするが，明らかな器質的ならびに機能的異常を認めない症候群のことである．また器質的疾患を認めるが，診察や検査上認められる異常所見に見合わないほど愁訴が認められる場合も臨床的には本病名を用いる．

一般臨床では心臓症状を説明するに足る器質的疾患を見い出しがたいときに便宜的に用いられることが多く神経循環無力症と呼ぶこともある．

循環器病委託研究による心臓神経症の治療薬の薬効評価のための患者選択基準では対象の基準を以下のように定めている[2]．

1) 動悸・息切れ・呼吸促迫・胸痛などの心臓脈管症状を主訴とし，かつ日常の生活条件下でこれらの症状が2週間以上にわたって存在する．
2) 明らかな器質的心臓，脈管疾患を認めず，下記の疾患を除外しえたものである．
   (1) 負荷心電図・ホルター心電図，必要に応じ冠動脈造影・RI検査などにて明らかな虚血性疾患の所見が得られたもの．
   (2) 諸検査により，弁膜症・先天性心疾患・心筋症などの器質的心疾患および心不全と診断されたもの．
   (3) ホルター心電図などにて不整脈（洞不整脈を除く）があり，それに由来する症状を呈するもの．
   (4) 大動脈瘤・大動脈解離などの脈管疾患と診断されたもの．
   (5) 高血圧症．
   (6) 心臓，脈管症状を呈するその他の器質的心疾患．
3) 症状発現に心因が関与していると思われるもの．
   注：患者の選択に当たっては自律神経機能検査，心理テスト，面接などが参考となる．

Q：心臓神経症・神経循環無力症の検査計画のうち心臓に関する鑑別診断は？

心臓神経症を診断するためには初期検査として心電図，胸部X線を含む血液生化学・尿のスクリーニング検査を行うことにより，心疾患をはじめとする器質的疾患を十分に除外することが診断上は必要となる。

そのためには患者の訴えに応じてホルター心電図，心エコー，運動負荷心電図などを行うことになる。さらに心虚血を疑われる愁訴が存在する場合，冠動脈造影やRI検査なども施行する。しかし胸痛の2/3は心電図のST低下が認められない場合に生じ，精査を要する患者で明確な医学的原因が確定できたのは80例中5例にすぎない[3]。しかも，1診断に要する経費は莫大である[4]。したがって，検査実施の判断にあたっては費用対効果も十分考慮のうえ決断すべきである。また，冠動脈造影所見陰性者では陽性者に比べ，パニック障害の相対比が（35～50％対5％），大うつ病では（35～40％対5～8％）と上昇する。冠動脈造影をうけた患者においても10～30％が虚血性心疾患の証拠はごくわずかか，あるいは認められていない[5]。また動悸を訴えた患者の1/4以上でパニック発作が認められることが判明している[6,7]。したがって診断にあたり必須の検査とはいえない。

心理面からの評価としてはパニック発作や抑うつ症状に注意を払い，さらに患者の強迫，心気などの精神状態像を把握し，診察時の問診により心理面の評

表34 心臓に関する鑑別診断

初期検査	一般検査
胸部X線検査	心エコー
心電図	ホルター心電図
血球検査	運動負荷心電図
生化学検査	
尿検査	特殊検査
	冠動脈造影
	RI検査
	胸部CT

価を行う一方，心理テストや自律神経失調の関与についても検討を行う。
　したがって心臓神経症のステップとして心臓の病態のみならず心理面からの評価軸が不可欠である。
　類似な症例をもつ疾患として軽症高血圧の初期，心筋症，甲状腺機能亢進症，褐色細胞腫，シンドロームX，軽症うつ病，物質中毒（カフェイン，アンフェタミン），低血糖発作，僧帽弁逸脱などがある。これらのうち僧帽弁逸脱は不安発作に合併しやすい。

Q：心臓神経症・神経循環無力症の検査計画のうち心臓以外の身体面の鑑別診断は？

　心臓神経症は迷走神経系の心臓枝の機能異常と密接な関連が示唆されている。心臓神経症を評価するステップの中で，自律神経機能検査は身体調節機能の側面から症状を理解するために必要な臨床検査である。
　シェロング起立試験は，安静臥床時，血圧・脈拍の測定後，立位とし起立したまま1分ごとに10分間血圧と脈拍を測定し，10分後ふたたび臥床し，血圧と脈拍の変化をみるもので，心電図起立試験と同時に行い，心電図変化は心拍数の増加・P波・T波の変化に注目し，主として交感神経系の緊張状態の測定を目的とする。心電図R-R間隔変動係数測定は洞調律の心電図のR-R間隔に認められるわずかな変動を自律神経機能として応用したものである。100回のR-R間隔を演算処理し，変動係数を求め，低値を示したものを副交感神経系の異常とする。
　心臓神経症においては，情動ストレスによる身体生理反応を生理的に評価することが必要となる場合がある。たとえば夫婦間の葛藤により心愁訴を生じて

表35　心臓疾患以外の身体面の鑑別診断

立位心電図またはシェロング起立試験
甲状腺機能検査
脳波検査

いることが予測されるケースであれば，その人にストレス面接を行い，情動ストレスとなる葛藤状況を再現させる．そのとき心電図をモニターし，心拍の異常を確認することである．

情動ストレス負荷テストとしては，個々人の葛藤を負荷する場合と，5〜6桁の数字を逆に暗唱させ，その間の血圧や心拍を測定する方法や鏡映描写法などがある．

これらの身体生理反応を検出するには，血圧，脈拍，脳波，呼吸，皮膚電気抵抗，脈波などがよく用いられるが，同時に何種類かのパラメーターを同時に測定するポリグラフを用いることがある．一方，ストレスが慢性的に加わり，それに加えて生活習慣の乱れが認められるタイプの心臓神経症では，ストレスを加えなくても，反応の乱れがおこる．したがって安静時の記録でも慢性的なストレス状態に由来する緊張が持続し，生理反応に乱れが生じるとされている[8]．

脳波はてんかんに代表されるような疾患除外としての目的と，脳幹部機能を評価し心身相関としての連鎖を推測する目的がある．しかし脳波検査異常の陽性率も30％はこえないので必須のものとはいえない．

Q：心身症の心理的状態像の心理テストによる評価は？

心理テストは心臓神経症患者の診療において，心理社会的情報を得る有用な手段である．

心臓神経症患者に用いる心理テストは大きく3つに分けることができる．第1は知能検査で，子ども用のWISC-Rと成人用WAIS-Rがある．言語性と動作性に分けIQが算出されるものである．第2は投影法で，インクプロットを用いたロールシャッハテストである．第3の方法が質問紙法である．

心臓神経症患者に用いる質問紙法は，
1) 心身両面の症状の評価を目的にしたもの（GHQなど）
2) ある精神状態や症状の測定を目的にしたもの（STAIなど）
3) 性格や人格の測定を目的にしたもの（Y-Gテストなど）

表36 心理的状態像の評価（心理テスト）

性格検査
質問紙法
　STAI，MAS（不安評定）
　SDS，SRQ-D（抑うつ評定）
　GHQ，CMI（症候評定）
　MMPI，Y-Gテスト（性格傾向評定）
投影法
　ロールシャッハテスト
　SCT（文章完成法）
　P-F study（絵画欲求不満テスト）
知能検査
　WAIS-R（成人用）
　WISC-R（小児用）

　の3つである。質問紙法はインタビューに比べるとデータの精度は落ちるが，補助評価とわりきれば数値であらわされるため，心理を専門としない内科医にとっても分かりやすい。

　不安評定には顕性不安検査（MAS）と状態・特性不安尺度（STAI）がある。MASは不安感や不安に関連した身体感覚を表現している50項目と妥当性尺度を吟味する虚構点を組み合わせた顕在性の不安を測定する。STAIは状態不安と特性不安に分けて不安を測定するものである。MASは50問，STAIは40問で所要時間は5〜6分程度である。しかし臨床的に不安が高そうでも心理テストでは低得点に出ることもあり，あくまで結果の解離した時は臨床的な評価を優先する。

　心臓神経症の抑うつ症状を測定するためのテストとしてはSDSとSRQ-Dがある。SDSは20項目，SRQ-Dは18項目でデプレッションの患者が訴えやすい症状を並べたものである。テストは各項目について，"いいえ""ときどき""しばしば""つねに"の4段階で評価するようになっている。

　SDSではスコアの高いものが抑うつ症状が著明と判定され，SRQ-Dではスコアが高いと仮面うつ病の可能性が高いと診断され，問診による診察が必要で

あると判定される。

　抑うつ尺度はデプレッション診断に用いるのではなく，抑うつに関連した症状のチェックリストとして用いる。

　GHQ は身体的項目と精神的項目からなる質問紙法である。全身的な自覚症状の分布を知るためのスクリーニングテストとして用いる。CMI（健康調査表）も同じ目的で用いる。

　MMPI は本人のふだんの心身の傾向や状態について 550 の質問項目がある。問題数が多く，実施・整理に時間がかかりすぎるため，患者への負担も大きいという欠点があるため内科医には使いにくい。しかも信頼性が高いので研究目的で用いられることが多い。臨床尺度として心気症・ヒステリー性・抑うつ性など 10 尺度があり，妥当性尺度として疑問点・虚構性・妥当性・修正点の 4 項目に分かれている。

　Y-G テストは，抑うつや気分の変化など 12 の項目の質問をそれぞれ 10 問ずつ，計 120 問の質問紙法である。

　情緒的に安定性や社会適応性によって 5 つのタイプに分け評価する。

　著者が心療内科をはじめた頃は，心療内科の心理評価は自己記入式の心理テストはやっておかないと学会発表において，質疑に耐えられないほど必須のものと位置づけられていた。著者がカウンセリングとよばれている来談者や精神分析的精神療法を学びはじめ，内なる気持ちという考え方や本質的な心理的な問題は抑圧という防衛で意識化できないことからメカニズムを使えるようになり，質問紙法によってできる心理評価はごく浅い表面的なことのみで，むしろ治療方針を決定するためには著者に情報を与えていたことがわかってきた。つまり，薬を使うにあたっても抑うつ尺度や不安尺度が高かろうが低くかろうが重症度の評価や薬剤の選択には自己記入式心理テストのスコアが影響しないことを自覚するようになった。以降，自分自身では特別な場合を除き心理テストは使用しないし，スコアもとらなくなった。

　投影法は漠然とした不完全な課題を与え，これらに対する無意識の心理機制を利用して内的側面を知る心理テストである。心臓神経症に対してはロールシ

ャッハテスト，文章完成法，P-F study がよく用いられる．現在著者が用いているテストは投影法のみである．

ロールシャッハテスト（Rorschach test）は左右対称なインク・プロットの図版10枚（単色のもの5枚，有色彩のもの5枚）を用いて，人格の知的側面とともに意識されない情意の面をも理解しようとするテストで，投影法の中でももっともすぐれたものと考えられている．

文章完成法（SCT）は文章の始まりが示されていて，その文章を使って自由に続きを書かせ文章を完成させる検査である．

刺激文に対する反応は，①対人態度，②反応様式，③問題の原因，④願望の4つの領域への反応として分類される．

インタビュー場面での自己表現が乏しい心臓神経症患者では，検査を手がかりに心理的問題の洞察に導入していくこともでき，しばしば，質問紙法と組み合わせて用いられている．

評価は数量的把握よりも，むしろ反応全体を見渡し，直感的印象でパーソナリティ全体を見渡すのにすぐれた検査法で，情報の質としては深さよりも広さに利点がある．

絵画欲求不満テスト（P-F study）は日常生活で誰もが経験し，欲求不満を起こすような場面が示され，その反応様式の特性をつかもうとするテストである[9]．たとえ投影法であっても，面接における言語的および非言語的コミュニケーションに比べ，より心理的情報の質は低いと考えている．

Q：心身症の心理面の重症度の評価は？

心理的の重症度を測定することは，内科で治療するか心療内科で治療するか，またその後の治療法の選択や治療目標の設定に必要である．心身症の身体症状の強さや行動上の障害の程度では病態の重症度は判定できない．心理的重症度の測定は自我の強さが目安となる．

自我の強さの程度の評価は，臨床的には現実検討能力，ストレスに対する反

表37 心理的重症度の評価

現実検討能力
ストレスに対する反応
対象関係のあり方
自他境界の確立

応,対象関係のあり方,自他境界の確立などを手がかりとする。現実検討能力とは夢と現実,空想と幻覚などの内的な現実を外界と区別する能力のことである。対象関係のあり方とは家庭や職場における他者への関係のもち方のことで,他者を独立または分離した個体として認識する能力や,他人と一定の安定した関係を信頼性をもって維持していくことができることなどである。

重症度は大きく3つに分かれ,正常・神経症・精神病に3分し,さらに8段階に細分する。

心臓神経症としての表象は正常レベルの情動的反応段階から精神病レベルの境界例段階まで各段階に広く分布している。心療内科や内科において治療可能な心身症は正常および上位の神経症レベルまでであり,重い性格障害や精神病水準では心臓神経症としての表象を示していても精神神経科で治療することが適当なものが多い。

情動的反応段階とは,現実的な明白なストレスがあり,軽い不安・動悸などの身体症状で,支持的精神療法や軽い抗不安薬などの治療によって軽快することが多い。一般内科において治療者の心くばりで治療できる水準である。神経症的段階ではやや自我の弱さが認められて,前神経症状態ともいえるものであるが,不定愁訴といわれる身体症状が前景に立つことが多く,症状の多くは不定で消長しやすい。治療はある程度の心理的技術を要するが,一般医でも十分あつかいうる水準である。次の神経症段階では自我の弱さが目立ち,神経症的パーソナリティーが感じられるようになる。多くは固有の症状が固定・持続している。この段階では薬物投与のみでは不十分であり各種の心理的治療が必要となる。

さらに性格障害を伴う神経症段階では自我の強さはさらに弱くなり,性格に

歪みを感じるようになる。この段階では本格的な心理療法的接近が必要となる。一般医での治療は困難となる水準と考えられ，この水準以下のものは精神科などの専門施設への転送が必要である。精神病的反応段階では，精神病段階への過行がしばしばみられるが，自我境界や現実検討能力は残存している。

　さらに重症度が進むと精神病水準となり，自我が障害される。しかし境界例段階の患者では診察室などでの一時的な対象関係では障害が推測できないことも多いので，構造化した診断的面接が必要となることもある[10]。

12. 軽症うつ病

症例：60歳の女性，主婦

　以前から高血圧症，糖尿病，肝機能障害を指摘されており，月1回高血圧，血糖，肝機能のチェックのために近医を受診している。主訴は不眠と食欲不振である

　2～3ヵ月前義理の父親が脳血管障害で入院することとなった。父親はそれまで外出好きであったが，リハビリを行った後も歩行することが困難となり介護が必要な状態である。この父親への対応について，同胞間で意見の相違があった。患者は以前から不眠気味であったが，夫の兄弟の父親の介護に対するいろいろな希望を聞いているとどう対処したらいいのか分からなくなり，夜になるとあれこれ考えてなかなか寝付けなくなってきた。不眠とともに食欲は低下しているが，体重は減少していない。日常の生活には支障はないが，食事の支度や買い物は多少億劫である。患者は毎年1回，1日ドックを受けており，高血圧，糖尿病，肝機能障害以外の異常は指摘されていない。近医より心療内科への受診を勧められ，来院した。

　身体所見では血圧160～90mmHg，脈拍80／分整，意識清明，貧血，黄疸なし。心肺異常なし。腹部平坦かつ軟。肝2横指触知。四肢浮腫なし。反射左右差なし。顔面は抑うつ的で快活ではない。見当識の障害はない。応答はゆっくりではあるが，的確である。

　検査所見では胸部X線所見：大動脈弓に石灰化像のみ。心電図所見：STの平低化のみ。血糖136mg/dl，HbA1c 6.7％，GOT 76IU/l，GPT 54IU/l，γ-GTP 68IU/l，便潜血反応（－），抑うつ発見のための2項目質問法：陽性。

Q：病歴での鑑別のポイントは何？

　まず一般診療において診断的視点としては心理的なことが関係しているという感が働くことである。診断基準や質問紙による問診表を思い浮かべては心理的疾患の診断はできない。この症例では心理・社会的ストレスに反応して抑うつの一般的な症候である不眠や食欲不振が出現しているので，心身相関を有した心身症的病態であるというのが，病歴を聴いての印象である。

　心身症的な病態の中には葛藤を主因にした神経症的病態と活力低下によるうつ的状態であるかを，問診段階で大雑把に区別する。両者が混在していることが多い。この症例でも介護の方法でもめているという部分が葛藤的であり，食欲不振があり億劫な気分であるという部分はうつ的である。

　また現在有している高血圧症，糖尿病，肝機能障害が今回の不調に関連していないかを考えてみる必要がある。うつなどの心理的病態に見えても器質的疾患の初期兆候かもしれないという疑いは決して捨ててはいけない。この考えはクライアントのニーズにはないことが多いが，医学全般の疾病仮説を持つことは診断学を修めたものが診察をする意味である。

　この段階で可能性が捨てきれない脳器質的な障害としては軽度の意識障害と初期の認知症は仮説としては捨てないほうがよい。

表38　Most probable disease

1. 大うつ病
2. 全般性不安障害
3. 身体表現性障害
4. 軽度意識障害
5. 軽度痴呆

Q：身体的所見の評価については？

　血圧が長期にわたり高く，糖尿病もあるので，微小な脳出血や脳梗塞が起こり，軽度の意識障害があるかもしれない。軽度の意識障害は抑うつ症状ととてもよく似ていて間違いやすい。
　肝機能障害については肝が軟らかく2横指触れるので，脂肪肝のようだ。少なくとも肝が軟らかいので肝硬変ではない。この点からは抑うつとの連鎖は考えにくい。

Q：検査計画については？

　スクリーニングの検査の結果，高血圧による心血管系のダメージはさほどではなく，糖尿病も血糖値とヘモグロビンA1cを見る限り，急性には増悪してはいなそうである。便潜血も陰性なので，これ以上すぐには消化管の悪性腫瘍に対するスクリーニング検査は必要なさそうである。
　中高年のうつの初発の患者では，消化器系の悪性腫瘍が潜在していることがあるので，注意が必要ではあるが，それほど頻度が高いものではないので，この時点ではこれ以上の検査はすぐには行わない。

Q：一般内科におけるうつ状態のスクリーニングは？

　抑うつ症状をテストでスクリーニングすると，治療者が臨床的に感じているより頻度が高い。うつを専門にしていない内科の先生の受診患者に対して，質問紙法による抑うつ尺度SRQ-Dでスクリーニングしてみると，うつ症状を有した患者さんが16％来院していた。
　抑うつに関する評定は古くからSDSとSRQ-Dがあり，2つのテストは比較的広く使われている。質問数はSDSでは20問，SRQ-Dは18問である。しかし，一般の内科臨床ではこれでも多すぎると考えられており，2つの質問でス

表39　うつ病スクリーニングに用いる2項目

この1ヵ月間 ➡
1. 何事にもほとんど興味がないか、楽しめないことでとても悩んでいますか？（興味・喜びの減退）
2. 気分が落ち込んだり、憂うつであったり、または、絶望的な気持ちでとても悩んでいますか？（抑うつ気分）

表40　うつ病スクリーニングの後に行う質問項目

1. 寝つきが悪かったり、途中で目が覚めたり、または、寝すぎたりしていますか？（睡眠障害）
2. 何事にもほとんど興味がないか、または楽しめないでいますか？（興味・喜びの減退）
3. 自分に嫌悪感を感じますか？　または、自分は失敗したとか、自分自身や家族をだめにしていると感じていますか？（自責感）
4. 食欲がない、または食べ過ぎていますか？（食欲の変化）

クリーニングする方向が今の趨勢である。

　Whoolyら[20]は、「この1ヵ月、気分が沈んだり憂うつな気持ちになったりしたことがありますか」「この1ヵ月、どうしても物事に対して興味が湧かない、あるいは心から楽しめないという感じがありますか」という2つの質問でスクリーニングする方法を考えた。どちらかが陽性であれば抑うつと判定すれば感度は十分であると報告している（感度95%、特異性57%）。この調査方法による米国のデータでは、救急外来でのうつの頻度は18%であった。

Q：治療の選択および見通しについて

　この症例では日常生活はやや億劫な感じがあり、軽度は障害されている。しかし主婦としての仕事や社会活動は十分可能であったので、軽症であると考えられる。ただし、軽症だからといって、経過も予後も軽症かというと、そうもいかない。軽症うつ病はおおむね経過は順調であるが、予後も順調とはいえない。

表41　うつ病エピソードにおける典型的症状

1. 活力の減退による易疲労感の増大や活動性の低下，わずかに頑張った後でも，ひどく疲労を感じる
2. 抑うつ気分
3. 興味と喜びの喪失

表42　うつ病エピソードにおけるその他の症状

1. 睡眠障害	5. 罪責感と無価値感
2. 食欲不振	6. 将来に対する希望のない悲観的な見方
3. 集中力と注意力の減退	7. 自傷あるいは自殺の観念や行為
4. 自己評価と自信の低下	

　本症例においても，SSRIによる治療を開始し，3～4週間から症状が改善しはじめ，6週間でほぼ完全に症状が消失した。

　プライマリ・ケアにおけるうつ病の50～60％は，薬物療法などにより初期治療による改善が見込まれる。

　患者は今回のエピソードがうつであるという自覚を持っていなかったため，SSRIの服用を止めたがっていた。しかしうつは往々にして，再発と寛解を繰り返す。一度うつのエピソードを経験した人の3分の1が治療中止後1年以内に再びうつになる。したがって予防投与は最低6ヵ月必要であると考えられている。

　本例も3ヵ月が経過した後，1ヵ月に1度の経過観察としたが，診察時にはいつも服薬中止が話題になっていた。本例では発症後1年を経過するまで服薬を続け，その後中止し経過を観察しているが，今のところうつの再発は認めていない。

Q：うつ症状を診断していく時の問題点は？

　非精神科部門における中高年者でうつ病像を示すケースでは，悪性腫瘍の可

能性と意識障害との鑑別をしながら診療していく診断的視点が重要である。

ここでうつのようでうつでなかった自験症例を2例示す。

1例目は67歳の男性，主訴は不眠。抑うつ気分や興味の喪失など典型的なうつ症状を示していたが，中高年者のうつをみるとき，まず器質的疾患を探すという視点が重要と考え，消化管を中心に精査を行ったが，異常は認められなかった。治療をはじめて半年後，抑うつ状態が寛解したが，抗うつ薬も高用量を使っていたこともあり，肝および胆道系の酵素が上昇し，薬剤性肝障害と考えたが，画像により胆管の腫瘍であることが確認された。

2例目は50歳の男性。自宅のビルを新築していたところ，近隣とのトラブルが発生し，だんだん神経過敏になり，4日前より不眠出現。近医でうつといわれて薬をもらった。しかしなお大学病院での入院を希望し来院した。軽症うつ病と考えたが，紹介ケースでもあり，患者も重症化を心配していたので入院とした。診断的意図は明確ではなかったが，頭部CTを撮影したところ周囲に浮腫を伴った出血巣が認められた。不眠は，脳出血に伴う意識の変容の症状だったと思われた。脳病変による軽症の意識障害も抑うつ症状として発症する場合があり得ると考えれば診断にたどりつくことができる[7]。

このように中高年のうつ状態は，悪性腫瘍の形態診断として気分の変容が出現しうる。脳内活性物質が変化するために起こると考えられている。

意識障害も抑うつ症状と見誤られやすい脳出血や肝性脳症も，意識障害という視点に気がつけば，器質的疾患の診断にたどりつく。

Q：うつ病はどこまで内科で診ていいのか？

18歳の女性が，便秘と下痢の繰り返しを主訴に，入院することとなり，筆者が担当医になった。指導医から研修医であった筆者に診断は過敏性腸症候群の抑うつ型だから，アミトリプチリン（トリプタノール）25mgを飲ませるように指示があり，研修医であった筆者はなぜ抑うつなのかわからないまま，「抑うつ型らしい」とカルテに書き，処方箋を出した。

患者さんはその後劇的に，便秘と下痢の繰り返しの症状が良くなった．これは筒井らが指摘している仮面うつ病だったのだろうと考え，退院後記には過敏性腸症候群（仮面うつ病）と記載し，抗うつ薬の投与によって劇的に軽快した1例であると書いた．そして，その患者さんは遠方の方であったので，地元の内科の診療所に診ていただくことにして彼女の治療から離れた．

約10年後，今度は筆者の外来に来院した．元気がなさそうなので，様子を伺うと，「その後は調子がよかったが，数年後から再び具合が悪くなり，いまは精神科の病院への入退院を繰り返している．そこで治療してもらってもすぐにまたうつになってしまう．先生に治療してもらったときはすぐに治ったので，また以前のような治療をしてください」とその患者さんは訴えた．

この方は周期的なうつ病相を繰り返した時点で，内科医が診るうつ病の範囲を逸脱していた．つまり最初の段階は，過敏性腸症候群に少量の抗うつ薬を与薬し良くなることをみとめ仮面うつ病と診断できたが，その後，精神科での対応でないと継続治療が難しいうつ病になっていた．そして長期入院をせざるを得ないような状態にまでうつ病が本格化していった．

うつ病は本来周期的な病気であるので，彼女のような本格的なうつ病を内科医が継続治療することはできない．しかし，糖尿病や高血圧の患者さんがうつ状態を併発することも少なからずあり，そういう軽症のうつ状態については，内科医が対応する必要がある．また，いわゆるうつ状態は非常に頻度が高いなかで，精神科の専門医がすべてを診ることはできないので，非専門である内科医も診ていかなければならない．内科医の診療範囲は軽症うつ病とうつ状態に限定すべきと考えるが，限定しても相当な数になることを知る必要がある．

Q：内科疾患に合併するうつ

内科疾患に合併するうつ病は，一般に脳卒中で約50％，糖尿病で約20％，悪性腫瘍で30％程度に抑うつ症状が認められ，一般住民より頻度が高いとされている．ここでは高血圧症に抑うつを合併した例を2例示す[16]．

症例1は50歳の女性。血圧の薬を飲む気がしなくなったという症状がうつ症状をみつけるきっかけになった。長く高血圧症で治療を受けていたが，医院に行くのも薬を飲むのも面倒くさくなり，ノンコンプライアンスを示した。このノンコンプライアンスがうつによる症状であった。

症例2は61歳の女性。糖尿病の治療過程の中でうつ病が合併した例を示す。入れ歯のかみ合わせが気になりはじめ，そのうちに食事療法を指示されるが，単位数を思い浮かべながら総カロリー量をコントロールすることができなくなってしまった。結局食べなければいいんだと考え，糖尿病のコントロールも悪くなりうつの存在に気づかれた。

約1年半，潜在的な抑うつの状態が続き，たまたま，糖尿病が悪化することによって抑うつの病態に気がつかれた症例である。糖尿病や高血圧など，日常診療における再診患者さんの中でうつの病気をみつけていくことが，心身医学的診断という作業である。筆者が考えるうつを疑う病態は，病歴を取ったときに，悪性腫瘍かもしれないと疑い検査したくなるような状態と考えている[12]。悪性腫瘍を疑うような状態で異常が得られない場合，この作業仮説として鑑別すべき疾病を複数考えていくことになる。その鑑別すべき疾患の1つにうつ状態をいつも入れることが必要である。うつ状態が存在しているかどうかを見極めるための問診としては，いつもの生活が変化してはいないか，元気がない状態になっていないか，などについて問診していく（図5）。

内科臨床におけるうつとは，うつ病の患者さんが何人来院するかということを聞いているのではなく，糖尿病や高血圧の患者さんが2週間に1度，先生方のところに通院し，いつもと何か様子が違うように見えたことはないか，通院中に何が起こったのか，診療を継続している中での変化をどうとらえるか，食欲不振に対して検査をし，腫瘍かもしれないと心配し，検査をした。けれども，異常がない。ではなぜだろうという論理展開である[11]。

12. 軽症うつ病

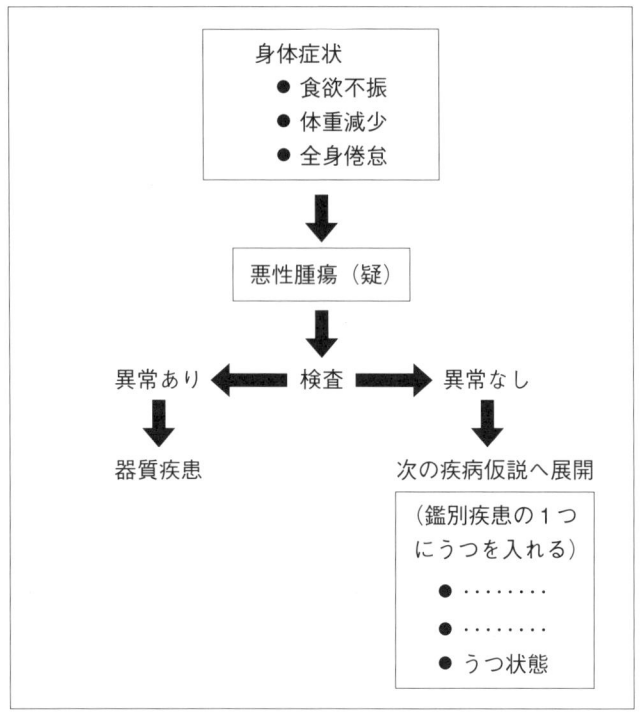

```
           ┌─────────────┐
           │  身体症状    │
           │ ● 食欲不振   │
           │ ● 体重減少   │
           │ ● 全身倦怠   │
           └──────┬──────┘
                  ▼
           ┌─────────────┐
           │ 悪性腫瘍（疑）│
           └──────┬──────┘
                  ▼
   異常あり ◀── 検査 ──▶ 異常なし
      │                      │
      ▼                      ▼
   器質疾患              次の疾病仮説へ展開
                       ┌──────────────┐
                       │（鑑別疾患の1つ│
                       │ にうつを入れる）│
                       │ ● ………      │
                       │ ● ………      │
                       │ ● うつ状態   │
                       └──────────────┘
```

図5 プライマリ・ケア医が「うつ」を疑うステップ

Q：心療内科のうつ病・うつ状態の実態はどうなっているのか？

心療内科に2年間に受診した初診患者2,597例（37.8±16.6歳）について病型，3ヵ月後の転帰，使用薬剤について調査した[8]。その結果心療内科で取り扱ったうつ病のケースは，原則として外来での治療，通院が可能ないわゆる軽症うつ病は464例（男174例，女290例）であり，その頻度は初診患者の18％であった。

うつ病性障害のうち，大うつ病の診断基準を満たしたものは30％であるので，初診患者全体の中で大うつ病の占める割合は5.4％ということになり，同様に気分変調症は2.1％，小うつ病にあたる特定不能のうつ病性障害は10.6％

であった．

　心療内科領域でDSM-Ⅲ-Rを用いたうつ病性障害の調査としては，野村ら[14]の調査がある．彼らは，420名の受診患者のうち特定不能のうつ病性障害が8.8％，大うつ病4.3％，気分変調症2.4％であったとして，初診患者と受診患者の違いがあるものの本調査とよく一致する結果であった．

　心療内科領域において特定不能例58.2％と多くを占めているのは軽症例が多いことや身体症状を主として訪れるいわゆる仮面うつ病症例が多いこと，患者自身が精神症状に対する関心がうすいこと，症状の不鮮明な診断困難例がコンサルテーションを目的に紹介されてくるケースが多いことなどが考えられる．

　また，ICD-10で取り上げられた混合性不安抑うつ障害（MAD）は，特定不能群の中にかなりの頻度で認められた（13.3％）．不安とうつが共存し，それぞれ別々の診断を下すに至らない場合にこの名称がつけられ，プライマリ・ケアや一般住民の中に多いと予想される病態である．DSM-Ⅲ-Rにこの診断コードはなく，特定不能群に分類されるケースが多い．また抑うつと不安の並在することの多いことと関連するとされている[6]．

　すなわち，心療内科領域で取り扱ううつ病性障害は，軽症に限られることから，身体症状や身体疾患の合併，不安の混在する症例の多いことが特徴であることが分かる．

　心療内科での調査では，抗不安薬やスルピリドを使用しているケースが多く認められ，抗うつ薬の投与が比較的少ない．心療内科での抗うつ薬の処方が少ない要因としては，軽症例を扱っていることと，抗うつ薬の副作用が関連していると推測される．

Q：精神科医へコンサルテーションを求めることが必要な場合は？

　プライマリ・ケアにあたる医師は，うつ病の患者の75％以上に効果的な治療を行うことができる，とプライマリ・ケアにおけるうつ病研究グループによる臨床的なガイドラインに示されていることをWhollyらが紹介している．し

かしプライマリ・ケア医がコンサルテーションを求めなければならない病態として以下のものをあげている。

精神病の病歴のある患者，双極性障害が示唆される場合，2種類の抗うつ薬をためしてみても反応しなかった患者，併存の内科的・精神科的疾患あるいは薬物依存が合併し，併用治療が必要な患者については，精神科を紹介する方が望ましい。さらに患者が自傷行為の既往があったり自分を傷つける危険がある場合は，精神科に必ず紹介する必要がある。この時プライマリ・ケア医は精神科の診療と並行して診療を維持することが必要である。患者が持ちやすい「見すてられ不安」を支持するためである。したがってうつ病患者の依頼にあたっては紹介するのではなくコンサルテーションを求めるという考え方が重要である。

またSturmらは心理療法へうつ病患者を紹介しても，紹介したプライマリ・ケア医は維持診療しなければならないことを指摘している。心理療法の早期の中断は，薬物療法の中断よりも頻度が高いものであることを指摘している。心理療法の臨床的有効性は6～8週間でおおむね明らかになるので，6～8週で症状が改善しない患者や，12週間にわたる治療においても寛解が得られない患者には，現在行われている薬剤による治療を再度検討すべきである。

13. 対象喪失後の抑うつ

症例：46歳の女性

主訴は不眠。

10年ほど前から血圧のコントロールのため高血圧外来に月1回通院している。血圧はACE阻害薬の使用で130〜140／80〜90mmHgに維持され、心電図や生化学検査では異常は認められていない。ちょうど9ヵ月前、患者と一緒に夕食をとっているとき、夫が急に胸が苦しくなり、急いで病院に連れていったが、その日のうちに亡くなってしまった。心筋梗塞であった。すぐに葬儀など一連の対応を行い、忙しくしている中で、日時がどんどん過ぎていった。自分が悲しんでいては周囲に迷惑がかかると思い、気持ちを強くもって、過ごしてきた。

夫が亡くなった直後は離れて暮らしている娘夫婦もしばらく一緒にいてくれたが、子どもの学校のこともあり、またもとの生活に戻っていった。その後もときどきはきてくれるが、だいたいが一人暮らしになっていった。以前は睡眠に困ったことはなかったが、納骨などの仕事が済んでも睡眠が浅く、何度も何度も目が覚めてしまう。そこで高血圧症をみてもらっている内科の医師に睡眠導入薬をもらい、服薬してみた。しかし内服すれば入眠はできるが、以前のような安定した眠りにはならない。

2〜3ヵ月の睡眠導入薬の機会性使用のあと、高血圧症治療担当医の勧めで心療内科を併診した。「自分では心療内科での診療は必要性は感じてはいるが、自ら進んで来診したのではなく高血圧をコントロールしている内科医が勧めたので来診した」と述べている。また自分に合った睡眠導入薬の処方を決めてもらい、もとの高血圧治療医の診療だけで継続したいとも訴えていた。

Q：自分が工夫して行った対処は？

彼女は周囲の身近な人から，悲しがっていては気分がますます沈んでしまい，不眠など身体の調子がわるくなってしまうので，夫が亡くなり一人で寂しいことや，夫の亡くなった日のことはなるべく忘れるようにと勧められていた．自分でもそのとおりだと思い，なるべく夫のことは考えないようにしていた．しかし，夜寝ようとすると夫と過ごしていたとき，果たせなかった約束を次々に想い起こしてしまい，なかなか睡眠に入ることはできない状態であることがわかった．

また，最近，元気が出ない感じになってきていて，周囲の人にわからないように「エイエイ」とかけ声をかけながら頑張っている．そうしないと知らないうちにぼうっとしてしまっていることがよくある．疲れやすいなどの症状も随伴していた．

Q：診断と治療方針は？

以上より死別による対象喪失反応（死別反応）後抑うつ症状が遷延している状態と診断した[3]．心理評価は死別反応後の故人との精神的離別が進んでいない状態であり，心理的アプローチが必要と考えられ，また抑うつ症状も遷延しているため，軽い抗うつ薬が必要と考えられた．薬剤の種類は，副作用の少ない中等度の力価で十分病態が改善しうると考えたため，SSRI（パロキセチン）10mg を1日1回夕方に服用とする処方で開始することとした．さらにそれまで服用していた睡眠導入薬を続けて服用することとした[4]．一方，死別反応後の抑うつ症状の遷延は，夫との別れによる心理的な悲しみの過程を抑圧してしまったために抑うつ状態からの離脱が進まなくなってしまったためと考えられた．そこで，彼女には「御主人が急に亡くなられてしまったので十分お別れができないまま時間が過ぎてしまったのでしょう．積もる話もあると思う．御主人はあなたが悲しく思うときいつもあなたの側にいるので，御主人といろいろ

話をしてみてほしい」と伝えた。

Q：1週間後の経過は？

1週間後,「服薬をしてもすぐに寝られるようにならないが,今まで,子どもたちや親戚の人たちの勧めに従ってなるべく夫のことを思い出さないようにしていた。しかし先生の話で夫のことを考えてもよいのだと思いなおし,夜になると涙がこぼれるとき,夫のことを思い出し,少し話しかけてみることにした。涙がとまらなくなるが,夫ならきっとこんな風にいうだろうと思うようになってきた」と述べた。

私は「御主人のことを思い出して涙することは決してわるいことではなく,あなたが元気になるにはどうしても必要な過程である」と伝えた。内服は副作用もないためパロキセチン（パキシル）を20mgに服用量を増量した。10mgよりも20mgと増量しセロトニンのシナプス間隙に十分作働させ,効果を期待したいと考えた。一般に抑うつ症状を改善させるためのパロキセチン（パキシル）の至適用量は1日20～40mgと推定されているので,標準的に必要量の概念に従ったともいえる。

Q：2週間後の経過は？

2週間後,すでに不眠の症状は十分安定してきている。彼女が治療者である心療内科医に伝えようとする関心の第1は,心の中に存在している夫とどんな話をしたかということにかわっていった。彼女が夫に伝えている内容から,「私が十分にすることができなくて申し訳ない」と思っていることがわかった。

そこで彼女のもっている罪悪感を取り上げ,「もしかしたら自分がわるいことをしたと思っているのではないか」と指摘した。彼女は「そんなことはない」ときょとんとしたような感じで答えていた。しかし「自分が動転したため夫の病気を改善に向けられなかったという気持ちがあり,自分が元気にしているこ

とが申し訳ないような気がする」と話していたので、私は「もちろんあなたのせいではありません、むしろもともとの御主人の持病である高血圧と軽い糖尿病と軽い高尿酸血症が関係して病気になったものである」と伝えた。

パロキセチン（パキシル）は20mgを1日1回夕方で続けることとした。抑うつ症状としては十分に改善しているとはいえない状況である。しかし日常生活の指示の方向性も修正の必要がなく、診察日がちょうど祭日と重なることとなっていたので、2週間後の第4週目の診察を提案し予約した。

Q：4週間後の経過は？

4週目、服薬は定期的に続けている。「1人ぽっちでいることを考えると元気が出ないことを夜涙ぐんでいたときに夫に話したら、いつも夫は口数は少ないのですが『メソメソしていないで早く仕事をはじめろ』っていうんです」と語り、少しずつ夫の残した金銭などの処理をはじめてみようかと考えるようになった。不眠はかなり改善しているが、意欲の低下や抑うつ気分がまだ残っている。

Q：6週間後の経過は？

6週目、「夫の一回忌の法要の準備をはじめようと思う。夜、横になったあと脳裏に浮かんだ夫と話をしてみたが、自分が前向きに行うほうがいいと思っているようだ。自分もそれを機に前向きになりたいと思っている」と述べた。パロキセチン（パキシル）は20mg/日で継続増量したほうがいいかもしれないが全体像は改善しているので、薬用量は少なめではあるが増量せずに継続した。

Q：8週間以降の経過は？

8週目、「法要の準備のため次回の診察日はこられない」と語る。「今まで周

囲の勧めに従ってなるべく夫のことは考えないようにしていたが、心療内科の先生にアドバイスを受けて、涙が出ても夫のことを考えたほうがいいといわれ、はじめ半信半疑であったが夫と気持ちの中で話をしてみたら、いつも夫が見守っていてくれるような気がする。気持ちが安定してきた」と語った。

　法要の準備のため10週目は薬のみとし12週目に再診とした。病状はかなり安定し、法要もすべて一段落である。今後はときどきみてもらえば大丈夫そうであると彼女が考えていたので、原則は高血圧治療担当医での経過観察とした。服薬はパロキセチン（パキシル）は1日20mgでしばらく担当医に処方してもらう形で継続することとした。次回は2ヵ月後とした。以降2回再来したが、症状は安定した状態になり心療内科での治療は中止とし、内科医からの処方で継続することとした。1年後廊下ですれちがったとき彼女のほうから声をかけられ、現在もパロキセチン（パキシル）の服薬を続けているが、症状は安定していると伝えられた。

Q：日常生活における気分の変調への非薬物的アプローチは？

　筆者が述べる軽症なうつ病をより拡大した概念である日常の気分の変調とは、狭義のうつ状態よりさらに拡大した概念である。つまり、気分障害に含まれないうつ症状を示す病態も含んだ概念である。

　より日常的なうつ状態はICD-10では健康状態および保健サービスの利用に影響を及ぼす要因（Z）の項目の中にあり、家族に関連する他の問題という項目の中にもある。その項目には配偶者や両親との関係における問題、別離および離婚による家族の崩壊、家庭におけるケアの必要な扶養親族、家族や家庭に影響あるその他のストレスの多い生活体験など日常的なストレス要因が挙げられている。これらの要因による反応としてのうつ状態は日常の気分の変調すなわち広い意味でのうつ状態にあたるものと考えられる。ここで指摘した病像は疾病というよりはより日常的な状態にあり、最も広義なうつ状態という概念で整理するのが適当である。ここで示した46歳の女性の場合も夫との死別によ

13. 対象喪失した後の抑うつ

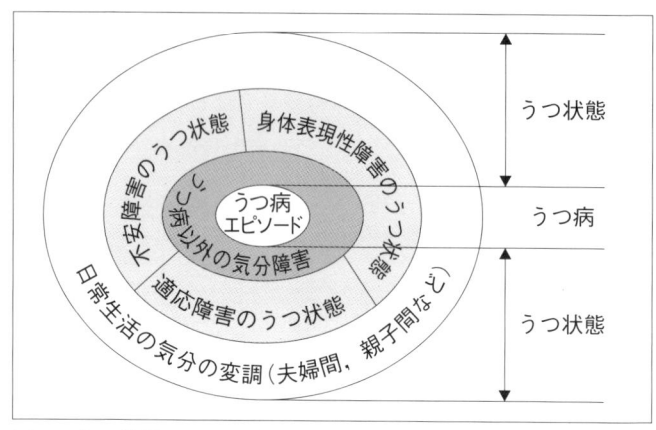

図6 うつ状態の3つの階層性

る反応と考えられるうつ状態である。

これを図式化すると図6のようになる。すなわち，最もコアになる部分はICD-10の典型的なうつ病エピソードにあたるものである。内科臨床においてはコアになるうつ病を軽症うつ病とし，中等症以上のものを治療の対象からは外す。その周囲にうつ病エピソードには入るが非定型的なものがあり，他のうつ病エピソードが存在する。ここまでが従来のうつ病圏と呼ばれていたものである。さらに，その周辺には持続性の気分障害や他の気分障害が存在する。そしてその周辺には，たとえば不安障害の混合性不安抑うつ障害や抑うつ症状を示す適応障害などがある。さらに，この周辺には日常の生活の中の気分の変調に当たるもので，夫婦間の問題や親子間の問題に影響されたうつ状態が存在する。これは広い意味でのうつ状態である。

うつ状態は，このようにうつ病に準ずるものから日常生活の中の気分の変化によって示されるうつ症状まで広いスペクトラムを有している。

日常の気分の変調は，うつ状態の最も辺縁をなす状態で健康と疾病の境をなし，半健康，半病人の状態と考えられる。この病態には，心理的配慮や運動などの非薬物治療が有用であることが示唆されている。

たとえば，筆者の外来に年来通院している63歳の女性がいる。今日もいつものように血圧を測りに来院し血圧を測るといつもより大分高い。「今日はど

うされたの？いつもより大分高いよ」と治療者が語る。それに患者が「いやね，出がけにトーチャンとやりあってネ，そのせいかネ」と答える。「ここで待ちながらもなんとなく憂うつでネ」といわれ，非指示的な対応を行うこととなる。

　このように私は高血圧症の一過性の血圧の変化に心理的対応は有効であると考える。つまり，慢性に経過する疾患の管理中に日常生活の気分の変化に対処していることになる[9]。

Q：軽症うつ病に対する心理療法の効果に関するエビデンスは？

　軽症うつ病に対する心理療法の効果に関するエビデンスは認知療法で有効性が示されている。認知療法はうつ病を引き起こしたり続けさせてしまう悲観的，慈悲的な思考に気付かせ，その誤った認識の妥当性を検討しとらえ方を修正していく治療法である。

　Gloaguenら[4]の認知療法の有効性に関するメタ分析によれば，軽症ないし中等症のうつ病患者では薬物療法よりも認知療法の方が有効性が高かった。また短期の非指示的精神療法についてはChurchillら[1]が5つの比較試験をまとめてメタ分析したところによると定量的に転帰を検討したが持続的な改善は得られなかったとしている。しかし一般的な治療に比して十分な患者の満足感を得られたとしている。その他，対人関係療法[2]では16週にわたる検討でプラセボよりは有意にすぐれているがイミプラミンと同等の効果が確認されている。さらに問題解決療法[5]ではプライマリ・ケアを訪れた軽症うつ病に対して薬物治療と同等の効果が確認されている。したがって軽症ないし中等症のうつ病に対する心理的アプローチでは薬物療法と同程度の効果があることが示唆される。

　薬物による治療を選ぶにしてもそうでない治療にしても，言葉で状況や分析結果をよく伝えなくてはならない。そして，もう1つのうつ病の治療の柱である休養も言葉でよく説明しなければならない。私は現在うつの治療についても，言葉による治療が抗うつ薬の治療に勝るとも劣らない大切な部分を占めている

ものであると考えている[10]。

Q：症例のまとめは？

　夫の急死のあと遷延した抑うつ状態が続き故人との精神的離別が進行するようリセットし，抗うつ薬使用下に治療を進めたところ，改善を示していった。抑うつについては完全寛解にはいたってはいないが，服薬下コントロールされていると考えられている。患者の心の中に残存していると考えられる夫に対する罪悪感は完全には処理されていないので，完全には離脱にいたっているわけではないと考えられる。

　一般にうつを含めた心理面への治療に対する抵抗が存在することはすでに知られている[5]。再度日常生活に支障がある症状が出現した際に，心療内科での治療抵抗を取り上げつつ話しあっていくことが心理的には指示的な対応であり適切と考えられる。

14. 脳血管障害後のうつ

症例：55歳の男性，会社員

　以前から高血圧症状を指摘されていたが，服薬のコンプライアンスは不十分であった。1年前，脳梗塞の発作を起こし，右上下肢の不全麻痺を残したが，順調に急性期を乗り切り，機能回復のためのリハビリテーションへと移行した。機能回復も順調で，歩行・日常動作はほぼ完全に獲得したが，意欲低下が持続し社会復帰が遷延していたため，post stroke depression を疑われ，心療内科へ紹介受診した。

　患者はこれまで一流大学を卒業し，大手企業で仕事中心の生活を続け，社会的にも高い評価を受け，経験年数以上の待遇を得ていた。初診時の診察室への入室に際し，歩行に注目していたが，不自由さを感じさせなかった。

Q：治療方針とその後の経過は？

　病歴の確認後，簡単な診察を行い，四肢の筋力低下など身体的機能にはほとんど障害を残していないと考え，患者に伝えた。すると患者は，歩行も思うに任せないと訴え，治療者と患者の回復評価の基準にずれがあることがわかった。患者はうつ状態も身体的回復の遅れによるもので，心理的治療より身体的機能訓練を続けることの方が有用と考えていると訴えた。しかし，早い回復を望んでいたので，心理面への治療も受けることを同意した。フルボキサミン（デプロメール）25mg／日から投与を開始し，週25mgずつ増量し，150mg／日で維持した。家族によれば，食欲も回復し，表情もやわらいで気分は上を向いており，薬剤の効果を陽性に評価していたが，患者は効果は認められないと述べ続けていた。薬物の使用後も心理症状の自覚的寛解が得られないため，評価に倫理軸を加え，患者の価値観についてたずねた。

患者のモットーは人一倍ということであり，自分が同僚より早く社会的地位を得たのは，いつも人より一歩先んでいたためであると考えていることがわかった（図7）。したがって身体機能も人一倍でなくてはならないため，一度仕事に復帰してみたが，仕事が人一倍できないために回復不十分と患者は考え，また，自分はもと通り回復できないと思い気分が沈んでしまうというメカニズムがあることがわかった。その後，数ヵ月の通院を続け，SSRIによる薬物治療と社会参加を促す生活指導を行い，周囲からは回復期途中にあると諭されていたが，患者の自覚症状の回復が得られなかったため，約3ヵ月で治療中断となった。

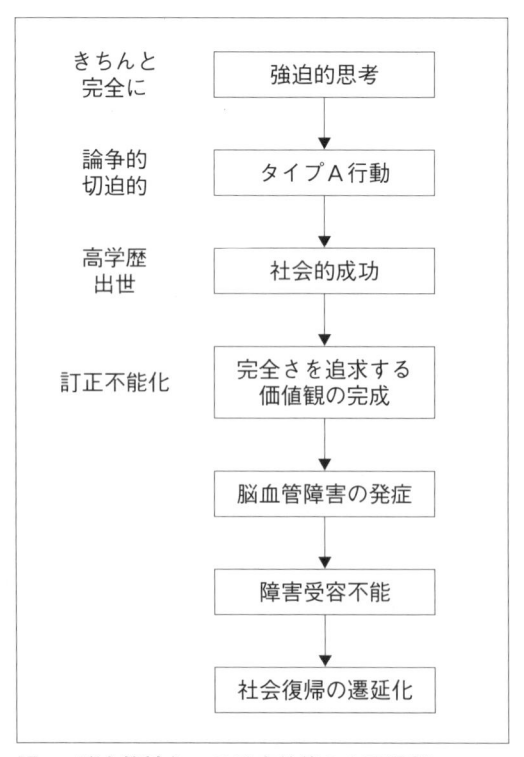

```
きちんと
完全に        →  強迫的思考
                    ↓
論争的
切迫的        →  タイプA行動
                    ↓
高学歴
出世          →  社会的成功
                    ↓
訂正不能化    →  完全さを追求する
                 価値観の完成
                    ↓
                 脳血管障害の発症
                    ↓
                 障害受容不能
                    ↓
                 社会復帰の遷延化
```

図7　脳血管性うつの発症前後の心理過程

Q：後遺症の完全回復を願う気持ちの操作は？

　一般に，脳血管障害後の慢性期において，リハビリテーション治療によって症状は徐々に回復していく。回復過程では，さらに機能回復を望む気持ちを持つことは，患者にとっては当然の心理的期待と考えられる。多くの場合，発作前の機能を完全に獲得できなくても，発作後のもっとも機能消失の低かった時よりの回復を評価し，「よくなった」という思いの方が「まだ不完全」という気持ちを上回る。さらに回復した機能を利用して自分が回復基調にあることを喜び，PTやナースに励まされ，日常生活に入っていくためにさらに日常生活のなかでのリハビリテーションが進み，機能回復していく過程を辿る。一方，本患者のように病前の状態と同等の完全回復を回復と考えた場合，機能が以前に比べやや下回ったと考えた時，機能回復は不十分と評価することになり，完全以外は無と考えると，完全回復が得られない限り自らの回復を喜ぶ気持ちも生まれない。さらに，社会復帰の意欲も生じないことになる。本患者でも3ヵ月の生活指導にても，ほぼ完全な回復でよいという価値観も共存することはできなかった。

Q：なぜ治療が抵抗性であったか？

　背景にある心理的特性を評価すると，「ちゃんとしないと気が済まない」という気持ち（強迫的思考）と，他はさておいて，熱中して仕事をすることはよいとする行動様式（タイプA行動）が社会的に昇進という形で強化され，自らの考えの正当性を確信していくため，完全な回復しか自覚できない自分を肯定することができなくなっていったと考えられた。

　「人一倍がよい」とする考えや「完全がよい」とする考えは，学業成績中心主義の小学校から大学まで，さらに壮年期までの社会的成功のための重要な要素である。したがって訂正が必要な誤った考え方ではない。むしろ望ましい姿勢として，教師や上司から正の強化を受ける。しかし，病を持った時や年老い

ていく時には成功第一主義の考えだけでは自分の力の及ばないことを自ら受け入れることができない。老いは徐々に起こるので，受け入れるプロセスが自らの価値観を構築できる可能性を持つ。しかし，脳血管障害の場合は自らの機能低下が急激に起こるために，完全でない自分を受け入れるには時間がかかることになる。ここで呈示した症例においても，生物学的にはある程度抗うつ薬により改善を認めたと考えられるが，価値観に根ざした心理的な抑うつ感は改善せしめることができなかったといえる。

Q：脳血管性うつの疫学，病態，治療方針は？

　脳血管障害発症後には，しばしば精神障害が惹起され，うつ状態はなかでももっとも頻度が高く認められる。脳血管障害の発作後の急性期には，約50％にうつ状態が認められ，発作1年後の安定期においても男性で56％，女性で30％がうつ状態になることが指摘されている[3]。

　脳血管性うつとは，臨床症状が原因と考えられる。脳血管障害発作の既住または画像診断で研究される潜在性脳梗塞を認め，かつ抑うつ気分，興味・喜びの低下，何をするのも億劫・考えがまとまらないなどの抑うつ症状を有するものである。類似の症候を呈する病態としては老年期痴呆，内因性うつ病，薬物によるうつ症状があげられる。

　治療は，まず休養やゆっくりした自信の回復への計画など，日常生活への助言や指導を行う。うつの症状がさらに2週間以上続く時には，Ca拮抗薬などの脳血流改善を目的とした薬剤を用い，薬の効果が不十分な場合にはSSRIに代表される副作用の少ない抗うつ薬を用いる。血管障害後では副作用が出現しやすく，たとえばフルボキサミン（デプロメール）であれば25mg，または50mg／日と低用量から開始し，25mg／日ずつ漸増し，100〜150mg／日の与薬を維持して8〜12週間で効果を判定する。また，血小板の凝集阻害薬としてのアスピリンを少量持続使用することは，抗うつ薬との相互作用も知られていないので，脳血管性うつの病態を呈した脳血管障害の再発予防に適した治療薬

である。

Q：脳血管障害後のうつに対する治療法は？

　脳血管障害後の抑うつには治療的立場から2つのとらえ方がある。1つには生物学的な理解でシナプス内の神経伝達物質の動態の変化ととらえるものである。もう1つは，抑うつ症状を，発作後の身体機能の一部を失うという，対象喪失によって生じる抑うつ反応に伴う症状としてとらえるものである。

　前者は抗うつ薬の使用によって症状の消失を目指すことになり，後者は心理的に離脱（ディタッチメント）することを言語を介しての交流によって援助する心理療法的手法である（図8）。

　脳血管障害では身体的違和感が残ることが多く，抑うつによる2つの病理過程を同時に必要とする例が多いと予測される。一般には，機能回復による自らの喜びや家族からの心理的援助を受けることにより，医療現場では前者の加療すなわち薬剤の選択・用量の決定を中心に行うことが多い。しかし，脳血管障害の慢性期では，この2つの側面へのアプローチが多くの場合必要である。発作後の心的援助を受けることのできる，家族や職場も含めたサポートネットワークを有しているかどうかを確かめることが必要となる。

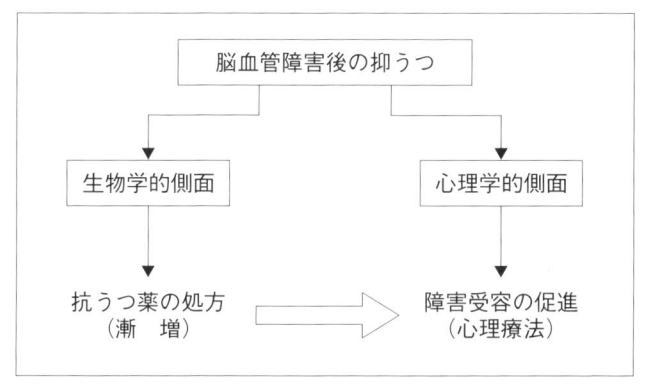

図8　脳血管障害後の抑うつへの治療方法論

14. 脳血管障害後のうつ

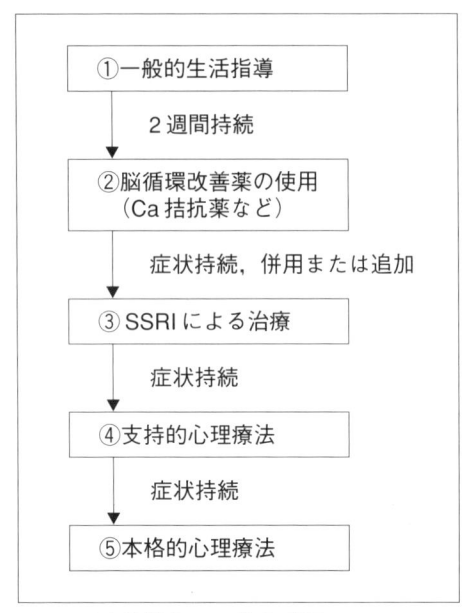

```
┌─────────────────────────┐
│  ①一般的生活指導         │
└─────────────────────────┘
            ↓ 2週間持続
┌─────────────────────────┐
│  ②脳循環改善薬の使用     │
│   （Ca拮抗薬など）       │
└─────────────────────────┘
            ↓ 症状持続，併用または追加
┌─────────────────────────┐
│  ③SSRIによる治療         │
└─────────────────────────┘
            ↓ 症状持続
┌─────────────────────────┐
│  ④支持的心理療法         │
└─────────────────────────┘
            ↓ 症状持続
┌─────────────────────────┐
│  ⑤本格的心理療法         │
└─────────────────────────┘
```

図9　脳血管性うつの治療手順

　次に，実際の治療選択手順についてであるが，脳血管障害発症には生物・心理・社会的側面からのアプローチが必要なものが多く認められる。しかし，現実には症例数も多く，短時間で患者負担の少ない治療から行うべきである。それでも治療が困難な場合，構造化された心理療法を行うことが適切である（図9）。

　脳血管性うつは急性期にも慢性期にも出現頻度の高い病態である。治療は一般的生活指導，Ca拮抗薬，SSRIによって積極的になされるべきである。脳血管性うつのなかには身体機能の一部を失うという対象喪失感によって生じる心理的抑うつ反応が起こり得る。心理的要素の強い病態には，倫理すなわち価値観に踏み込んだ心理面からの治療が必要な症例があることを指摘した。

Q：うつ病患者の薬物治療の満足度は？

近年，うつ病が話題になることも多く，患者が診療の場を訪れて抑うつ症状の薬物治療の相談をすることも増えてきている．しかし，依然として病院や医院を受診することなく悩んでいる患者も多い．

現在までに，うつ病患者の受療に関する実態調査はいくつか行われている．1983年の調査[18]では，うつ病患者の74.4％が精神科以外の科を受診しているが，医師のうつ病に対する認識が乏しいため，抗うつ薬治療を受けた者は6％と少なく，40％は対症療法に止まっていた．しかし1992年に行われた追跡調査では，うつ病に対する認識が高まり，専門科への受診が増加し，また一般診療科でうつと診断されることも多くなってきている．一方，1995年に山梨での一般住民を対象として行われた調査では，うつ病を経験した者の80％が治療を受けていなかったとの結果を示している[3]．

このように啓蒙が進み，徐々にではあるが専門診療施設にうつ病患者が受診する傾向が高まりつつあるものの，依然としてうつ病でありながら未治療の患者が多いことが推測されている．

そこで筆者は，現在受けている薬物療法に対する満足度を調べるためSSRIの服用で症状の改善が認められた106名についてアンケート調査を行った[13]．

アンケートからは，うつ病が広く知られるようになり，治療が可能であることも理解されるようになってきたが，いまだに長期にわたって受診をためらい，身体的に耐えられなくなるまで自ら悩んで我慢している患者がいることが判明した．薬物の服薬で効果を上げた患者であっても7割近くが受診に抵抗があったとし，大きな理由の1つとして「こころの治療」に対するネガティブなイメージがあることをあげていた．

受診することへの危惧は，約65％の患者が抵抗ありと回答し，「他人にどのように思われるか不安」「精神科・心療内科領域に対するネガティブなイメージ」が多くを占めた．すでにRostら[16]が指摘しているように，精神障害の診断および治療に伴う偏見が，患者が治療を求め，受け入れ，遵守し，継続する

ことをためらわせる要素の1つとなっている。

　また，教育的取り組みにもかかわらず，うつ病が性格上の欠点，感情的弱点または意志の弱さからくるものだと，いまだに多くの患者や一般人にとらえられている。さらに，多くの人がうつ病患者は一生懸命やっていないだけだと考えていると指摘されている。患者や家族へのさらなる積極的なアプローチが，「こころの病気」への理解を深めるために必要であると考えられる。さらに，身内や友人，同僚に相談し，抵抗を乗り越えるケースが多くみられることから，一般に対する啓発も重要となる。専門領域ばかりでなく，非精神科部門での積極的なこころへの治療的介入が必要となる。

　薬物治療を受けた後は，うつ病治療の効果で症状が改善することに喜んでおり，ほぼ全員が，治療を受けていない患者に対して積極的な治療を勧めていた。

　したがって，今後こころの治療へのネガティブなイメージを排し，うつ治療を抵抗なしに受け入れられる社会的環境をさらに整えるための努力をし，現在うつ病患者と推定される中の大部分を占める未治療の患者の医療施設への受療を啓発していくことが重要な課題と考えられた。

15. 摂食障害としての拒食

> **症例：19歳の女子，短大1年生**
> 主訴は無月経と体重減少である。
> 　短大入学時，身長165cm，体重56kgであり，以前から自分は少し太めであると思っていた。入学後，緊張が続いたため食事の量が減り，体重が3〜4kg減少した。その後友人に「スマートになってすてきよ」と言われ嬉しくなり，やせることを決意した。それから食事は野菜と海草だけで，ご飯や肉・魚はまったく食べなかった。するとおもしろいようにやせ始め，3ヵ月でさらに10kgやせた。しかし自分ではちっともやせた気がせず，まだ太りすぎていると思っていた。そうしているうち食物を見るのもいやになり，生理も止まった。帰宅はいつも遅く，夕食は一人ですることが多かったので，両親は体重がかなり落ちるまで，食事や体形の変化に気がつかなかった。外来では，両親が涙ながらに熱心に話し，本人は横を向いて一言も話さない。

Q：本症例の治療方針は？

　典型的な拒食症の病歴である。外来にはここに示す症例のように，母親に伴われてしぶしぶ来院する患者は少なくない。本人の意志で来院することが少ないため，拒食症は，本人に治療してみよう，という気持ちを引き出すことに治療の主眼をおくことになる。彼女たちは一見，自分の身体の状況には無関心のように振る舞うが，異常なやせを気にし，さらには頭髪の脱毛，下腿の浮腫などの身体的変化について内心心配していることも多い。治療者は彼女たちの不安に対して援助をおしまないことを伝える。早期治療を急ぐあまり，いやがる本人をだますように来院させ，無理やり入院させても多くの場合医者嫌い病院嫌いをつくる以外に得るものはない。家族とともに治療者が協力し，根気強く治療の必要性を提示しつづけることが，治療を継続させるもっとも近道である。

15. 摂食障害としての拒食

Q：拒食症についての概略的理解

　拒食症とは，原因となる器質的ならびに特定の精神的疾患がないにもかかわらず，多くは厳しすぎるダイエットのため，著しいやせと無月経が長期に続く，若い女性に好発する代表的な心身症である。中核的症状は，食欲不振というより肥満嫌悪ややせ願望のための自発的な節食または拒食である。そのほかの食行動に関する症状には，不食のほか盗み食い，隠れ食い，過食自己誘発性の嘔吐，下剤・利尿剤の乱用により，やせようとするなどの症状が認められる。最近では，やせを主症状にした制限型より自己誘発性の嘔吐や下剤乱用を主症状とするむちゃ食い／排出型のものが多く受診している。やせの程度は30kg台が多いが，時に体重が20kg台まで減少することもある。治療期間は年単位を要する慢性の病態を呈するものも認められる。発症は思春期から青春期の女性に集中しているが，遷延例では40歳，50歳代の症例や，まれに男性例も存在する。

　そのほかの症状としては，低体重・低血圧・徐脈，体毛が濃くなり，時に浮腫がみられ，無月経は必発である。学校の健康診断で徐脈の精査のため紹介来院する場合もある。まれならず死亡する例があり，死亡は自殺を除いて9％と高率に報告されている重篤な面の持ち合わせた疾患である。

　頻度については，拒食症は推定患者数5000人程度の比較的まれな疾患であるが，拒食症のむちゃ食い／排出型や神経性過食症はダイエットばやりの現代の風潮を反映して高率に認められる。アメリカでは女子大生の8～10％が自己誘発性の嘔吐の病態を有していることが報告されている。本邦においても，筆者らが行った約4000人規模の女子大生の調査においては5.1％つまり20人に1人という高率に摂食の異常が認められることが判明している。

Q：摂食障害はどのように分類されているか？

　摂食障害は，DSM-Ⅳでは拒食症，過食症，そしてその他の摂食障害の3つに分類する（**表43**）。

表43　DSM-Ⅳによる摂食障害の分類

1. Anorexia Nervosa
    Restricting type
    Binge eating／purging type
2. Bulimia Nervosa
    Purging type
    non purging type
3. Eating Disorder not otherwise specified
    （研究用基準 Binge-Eating Disorders）

　拒食症とは，最低限の体重を維持することを拒否し，ダイエットを続ける。体形に対する認知に重大な障害を呈する疾患である。日本語では神経性食欲不振症や神経性無食欲症と記されているが，本症で食欲の低下を起こすことはまれであるので，すべて誤訳である。病態を意識した訳語としては，拒食症が病態をもっともよくあらわした日本語表記であると著者は考えている。
　病気の本態として，むちゃ食いや排出行動の有無によって病型を2つに分ける。
　もう1つのタイプの摂食障害は過食症である。症状はむちゃ食いと，体重増加を防ぐための不適切な代償行動を繰り返すことを特徴とする。さらに，自己評価は，体型と体重の影響を過度に受けていて，極度に低下している。むちゃ食いと不適切な代償行動が，少なくとも3ヵ月間にわたって平均週2回起こっていなければならない。また，拒食症のエピソードの期間中に起こるものであってはならない。そして自己誘発嘔吐や下剤，利尿剤による排出の有無によって病型を分ける。
　その他の摂食障害とは，拒食症と過食症の基準を満たさないもののことである[10]。

Q：病型による初期対応のちがいは？

　一般的な初期対応の方向性としては，悪性腫瘍の対処と同様に早期診断早期治療と考えられがちである。大まかには早期にこしたことはないが，摂食障害

特有の対処の相違がある。つまり春の健康診断においてマススクリーニングを行い摂食障害を抽出して病院へ送るというタイプの対処の方針は不適切である。

東邦大学心療内科に2年間に来院した摂食障害216人について，受療の経緯について調査した。拒食症では，本人の意志でなく周囲の勧めで来院した者が多かった。一方，過食を主にしたものでは，本人の意志で受診した者と周囲の勧めで来院した者と両者ほぼ半々であった。したがって，拒食を主にした拒食症と過食を主にしたものとでは受診に至る経緯が異なっている（$p < 0.001$）。

次に，初診から3ヵ月後の時点での受療継続について比較してみると，拒食症では継続加療している者が多く，一方過食を主にしたタイプでは，自己中断する者は50例（60％）と有意に多く，他の思春期来院患者に比較しても自己中断が多く認められた（$p < 0.001$）。

したがって受療行動をみてみると，拒食症の節食型では，周囲の勧めで来院する者が多いが自己中断する者は少なく，一方過食症状を主にするものでは，自らの意志で来院する者が多いものの自己中断する者が多いことが分かった。したがって初期対応としては拒食症では医療施設へいやがらず受診させることに主眼をおき，過食を主にするタイプでは継続治療に主眼をおくことが大切であることが示唆される。

Q：拒食症の標準的経過は？

標準的な経過をみると，いくつかのステージに分けることができる（**図10**）。

第1のステージは体重が10～20kgの減少をともなう不食期である。この時期にはほとんど食品はとらない。自らの意志でダイエットしているので食事に対する欲求は強い。したがって，低エネルギーの食品を多く摂取しようとする傾向が強くなる。食品の種類としては海藻類や生野菜が多く選ばれる。最近，パッケージ型のいわゆる健康食品の出現により，この時期，低エネルギーでしかも満腹感が得られるように設計された商品を好んで摂取し，食欲を満たそう

15. 摂食障害としての拒食

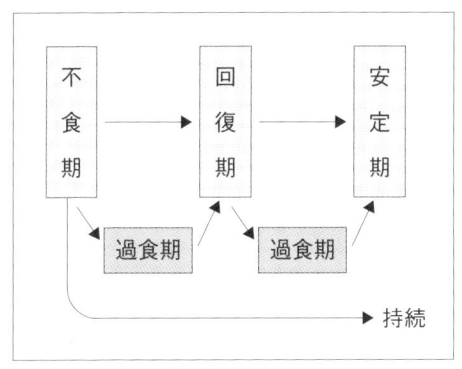

```
不食期 → 回復期 → 安定期
          ↑        ↑
        過食期    過食期
          └──────────────→ 持続
```

図10 拒食症の経過

とすることが多い。

　第2ステージは，体重の回復をともなう回復期である．家族の勧めに従って家庭内で行われることもあり，病院を受診し治療者の管理下で回復に向けてのステップを実行する場合もある．この時期は患者の食品への病的とらわれは解除されはじめているので，規格化された食品は好まず，バランスのとれた母親手づくりのものや，病院入院中の場合はバランスのとれた栄養士，調理師の合作である病院食をよい食品として受け入れ摂取しはじめていく．この時期は程度により異なるが，早く回復したい一心とやせ回復のため，食欲亢進から一過性に過食を呈する場合もある．

Q：予後を規定する因子は？

　一見難治に見えても緩解に至るケースは少なくなく，身体的および心理的重症感とは違ったものが治療経過を決定していることが推測された．たとえば，19歳時に過食が出現し，その後一日中過食を続け，家の呼び鈴にも出られない閉じこもりの状態が続き自発来院した．その後，4年半の精神療法を主体とする治療によって過食症状の緩和と社会適応性の改善を認め，治療チームにとって予測をはるかに超えた良好な経過をたどった．本患者の特性を後向きに評価しなおしてみると，母親との信頼関係が崩れていなかったことと，治療グルー

プとの治療的交流が成立維持できた点が他の予後不良な患者たちとは異なっていた。そこで摂食障害での入院患者62例について予後と入院前の状態の比較してみると，衝動性・操作性のないもの，孤立のないもの，本人が母親との関係をよいと思っているもの，母親に拒否感のないもの，治療への動機付けのよいものが統計的に予後良好との関連があることが示唆された。すなわち摂食障害患者を支えるネットワークを有し，患者がネットワークを利用する能力を持つとき，予測をこえた治療効果を導くことがあることが示唆される。さらに神経性過食症に対するメタ分析では，治療施設を訪れた患者研究では治療することで予後がよくなることが確かめられたが，病院を訪れない一般住民に対する疫学的研究では治療介入は予後に関係しないという結果が示されている。さらに学生時代のソーシャル・サポートがその後に及ぼす影響をみると，患者群は健常コントロール群に比し，病気が進行し継続しているときに他者に支えられているという感覚が少ないことが分かった。また心療内科で治療を受けている調査の時点では他人に支えられている感じが増し，サポートされている量的感覚は健常者と差がなくなっていくこともわかった。すなわち患者自身のニーズは治してもらうことより，支えられていることを期待していたという調査結果を得た。患者たちの内省報告でもサポートが一番ありがたかったと述べている。このことから心療内科を訪れる中でもっとも治療が難しいとされている摂食障害の治療目標点としては治療への動機付けを高め，患者の心的クライシスへの介入や家族・治療者とのソーシャル・サポート・システムを形成することとしたほうが転帰を良好に導くと考えられる。

Q：学校および地域医療との連携は必要か？

摂食障害の治療において学校や地域医療とのネットワークが必要な理由としては，まず罹患患者が多いにもかかわらず治療を担当する専門医が絶対的に少ないことがあげられる。また患者が治療関係を主にしたさまざまな理由によって専門医で治療を継続したがらない場合も少なくないという特殊な事情もあ

る．したがって学校や地域医療など摂食障害を専門としない関係者によるサポートが必要である．

また摂食障害患者が初回専門の医療施設を受診するときには，地域医療を担当する内科・婦人科・小児科の診療科に訪れたり，学校の保健室で相談をしていることがわかっている．その後専門施設を受診するが一部の専門施設に患者が集中し，治療時間を多く要するため受け入れが困難となっていく．一方摂食障害の治療では専門医では治療が継続しにくい場合が少なくない．専門施設での加療後，専門医での継続的加療を希望せず，一部は専門医から非専門医での治療の場や医療にかからず学校保健室へと流出していく．さらに患者または家族が，専門施設での入院による治療に同意しない場合もあり，医療による経過観察がなしえず放置される場合が少なくない．摂食障害患者はたとえば低カリウム血症による麻痺性イレウスという救急症状が出現した時，一般の内科救急を受診する．また頭痛などの摂食障害の症状でない症状について非専門医にて継続診療が行われていることもある．この現状を踏まえれば摂食障害に対して学校保健室や地域医療施設は，専門施設からドロップアウトしてしまった治療拒否感の強い摂食障害を支える格好の場である．むしろ重症の治療拒否感の強い摂食障害では専門施設での治療より学校や地域の医療施設と積極的に治療連携を組んで治療援助を組み立てたほうが現実的と考えられる．

なお学校での養護教員や地域医療施設から治療の場を専門医への入院治療へ移行しなければならない基準は，制限型では痩せによる身体的危機を呈した場合，排出型では精神的安定を欠いた場合（深刻な自殺企図，薬物依存など），嘔吐による身体合併症を呈した場合である．具体的な専門医への入院依頼の目安は，制限型の場合　1）25％以上の低体重（急速な体重減少は重要な要素），2）心拍数 40/分未満，3）血清 K 2.5mmol/L 未満である．排出型の入院の目安は　1）体重が減少しつづけている場合，2）血中カリウム値が 2.5mEq/l を下回る場合，3）消化器系疾病など身体的合併症を伴った場合，4）食品の万引きなどの社会的逸脱行為を自分でコントロールすることが困難な場合，5）希死念慮・自傷行為をともなった場合である．

16. ダイエットによる心身症

症例1：入院治療により回復した例

　症例は22歳の女性で，職業は会社員である．病院には家族に付き添われて来院した．短大を卒業後，就職したが，半年くらいで食後に心窩部痛が出現するようになった．繰り返し痛みが出てくるので近医にて投薬を受けながら胃透視，胆のう造影などいろいろ検査を行ったが，異常はみつからなかった．しかしこの検査のため食待ちが多く，56kgあった体重が4kgも減ってしまった．彼女は以前から少し太めだと思っていたので，友人から「スマートになったね」といわれ，うれしくなり，ダイエットを決意した．それからの彼女は，食事は野菜と海藻だけで，ご飯や肉・魚はまったく食べなくなった．するとおもしろいようにやせはじめ，3ヵ月でさらに10kgもやせ，ダイエットは成功した．しかし自分ではちっともやせた気がせず，まだ太り過ぎていると，さらにダイエットを続けた．そのうち食べ物をみるのもいやになり，月経も止まってしまった．会社では人一倍働くこともでき，それでも疲れないので病気ではないと思って，その後も半年くらい平常通り勤めていたが，食事もほとんどせずに会社に通っているので家族が心配して心療内科へ連れられて来院し，しぶしぶ入院となった．

Q：症例1の治療経過は？

　入院時の診察では，体重35kgで標準となる体重から40％程度減少していた．体温は35.7℃と低く，血圧は104/70mmHg，脈拍は50/分と徐脈を示していた．肌につやがなく，目ばかりギョロギョロしている感じである．体形は胸はあばら骨が突き出し，腿の肉も落ち，一見すると老婆のようであった．血液検査では，異常はみつからなかった．

　この患者は，入院後も1日300～500kcal程度の食事しかとれず体重も減り

続けて，33kg になってしまった。そして，自分の食事は出されたものに5分の1くらいしか手をつけない。一方，同室の身動きできない内科の重症患者の食事を介助することに一生懸命だったりしていた。

入院後1ヵ月して，看護師に検温時に食事をどのくらい食べたのかを聞くことと，残飯のチェックを指示したところ，それまで食事量は5分の1とか，4分の1とかいっていたものが「食事はすべて食べました」と報告し，残飯を捨て食器はきれいに片付けていた。

食後にお腹をさわってみても，ふくれている様子はなく，その後にわかったことであるが，食後すぐにトイレにいく習慣のあることが判明し，そこで食べたものを嘔吐していたことも，後になってわかった。

その後5ヵ月の入院の間で徐々に食事がとれるようになり，体重が49kg まで回復し，社会での活動も可能となった。

症例2：寛解と増悪を繰り返す難治例

　もう1人の入院例を紹介する。21歳の女性で会社員である。高校時代からもう少しやせたいと思っていたが，大学生のとき友人にスタイルが悪いといわれたことを契機に徹底したダイエットを開始した。それまで50kg で一定していた体重が2ヵ月で40kg に減っていった。その後も不食や食後の嘔吐が続き，徐々に体重が減り，ついに28kg となったため，心療内科へ入院となった。

Q：症例2の治療経過は？

入院後1ヵ月は身体的な検査と体重を指標にしたオペラント条件づけによって治療をはじめたが，食事は1日 600～800kcal しか摂取できずに，体重はさらに減り，28kg から 26kg になってしまった。

オペラント条件づけとは，不適応行動に対して，望ましい適応をした行動が生じた場合には報酬を与えて強化し，不適応行動には与えず抑制するものであ

る。

　拒食症治療に用いられるオペラント条件づけは，普通は体重の増加を目安にして，体重が1週間に0.5kg程度以上増えたときには患者が楽しみにしていること，たとえば家族や知人の面会ができるように許可していったりする。体重の増加が規定に達しないときは本やラジオなど，身のまわりの品物を取り上げる方法をとったりすることによって，正常な食行動を強化しようとしていく治療法である[12]。

　治療するほうも治療を受けるほうも楽しくない治療法であるが，現在では一番効果的と考えられているため，状況により適用する。

　患者はこのオペラント条件づけ療法にもかかわらず「やせたいとは思わないが，とにかく食べられない」と強く訴えていた。そこで治療として，体重増加のため非経口栄養によってエネルギーの強制的補給を行い，約1ヵ月で体重を40kgまで上昇させることに成功した。しかし経管栄養治療中にも治療者に隠れて病院食を捨てたり，嘔吐するなどの行動が一時的ではあるが起きた。その後，治療は中断してしまったが，5年ぶりに再来院したときは，体重はもとの28kgになっており，寛解と増悪を繰り返してしまう難治例である。

Q：ダイエットへの心理は？

　ダイエットはいまや一般的行動である。テレビ番組で活躍しているタレントたち，舞台で踊るバレリーナたち，陸上や体操の競技会で活躍するスポーツ選手たちは必ず普通以上にスマートである。また女の子向けのファッション雑誌でかっこよく服を着こなしているモデルたちも，必ず背が高くやせてかっこいい。この体形をよしとする社会的風潮などの文化的因子は，過度のダイエットを助長する要因である[1]。さらには男性誌のグラビアモデルやミスアメリカのバストやヒップに関する調査を行い，サイズが減少し続けていることを指摘している学術論文もある[2]。このような視覚情報のなかに置かれた若い女の子が「自分は」とみれば，中肉中背の日本人体形である。この条件下で考えてみれ

16. ダイエットによる心身症

ば，体形を気にする若い女性がダイエットを志向しないほうが不思議に思えてくる。

ここではダイエットを論ずるうえで，青年期と中年期とではダイエットの背景に違いがあることを認識する必要がある。青年期の心理特性の1つに投影という防衛があり，「○○みたいになりたい」という同一化欲求が出現する。したがって手近なところでタレント，スポーツ選手とスタイルを同一化するためにダイエットを行う。実はスタイルのいいタレントや人気のスポーツ選手たちもしばしば摂食障害につかまっていたこともわかってきている。

しかし中年期になると，出産後などの生理的要因やライフスタイルの変化などの社会的要因などから肥満傾向を示す者も多くなり，高血圧症や糖尿病などの生活習慣病予防のためにダイエットする。青年期のダイエットはほどほどにしてもらえば，一過性の通過儀礼であるが，中年期のダイエットは疾病予防の食事療法として合目的的治療行為である。しかし通過儀礼であるはずの一過性の青年期のダイエットも，遷延すれば一部は摂食障害へと発展していく。

Q：摂食行動に関する調査結果は？

ダイエットは若い女性にとってどのくらい一般的なことかを知るため，大学生を対象に調査を行った。調査は平成4年のものであるが，対象は東京の総合大学の女子在学生であった。4月に行う健康診断に並行して，無記名の食行動に関するアンケート（EAT-26）を行った（**表44**）。アンケートに回答した女子大学生は3,263名であり，平均年齢は19.4歳であった[3]。その結果，摂食障害が強く疑われる25点以上の者は73例（2.4％），20点以上で摂食態度に異常ありと判断された者は157例（5.1％）であった。

アンケートの項目についてみてみると，体重増加への不安を訴えた者52.4％，やせ願望を有する者32.4％であった。また制止できずに大食する者17.3％，ダイエット中であると答えた者9.8％，食後に嘔吐衝動を有する者1.2％であった。

表44 女子 EAT-26 の項目頻度（％）

	いつも	非常に しばしば	しばしば	合計
体重増加への不安	20.1	12.7	19.6	52.4
やせ願望	10.9	9.3	12.2	32.4
体脂肪が気になる	6.0	6.0	9.5	21.5
制止できずに大食	2.5	4.0	10.8	17.3
ダイエット中	1.2	2.6	6.0	9.8
食後の嘔吐衝動	0.2	0.5	1.6	2.3
食後の嘔吐習慣	0.1	0.2	0.9	1.2

　大学生の食行動異常の頻度については大学の新入生を調査し，女子では8～10％が摂食障害と診断されることが報告されている[4～6]。EAT-26の項目別の頻度の結果をみても，また並行して行った食事習慣の調査結果でも，体重増加への不安ややせ願望を有する摂食障害予備軍が多く存在することが示唆される[7]。

Q：ダイエットの極みである摂食障害とは

　拒食症は，原因となる器質的ならびに特定の精神的疾患がないにもかかわらず，多くは厳しすぎるダイエットのため，著しいやせと無月経が長期に続く，若い女性に好発する代表的な心身症である。

　本症の中核的症状は，食欲不振というよりは，肥満嫌悪またはやせ願望のための自発的なダイエット食である。自発的ダイエット以外の食行動に関する症状は，食べないこと以外には盗み食い，隠れ食い，過食，自己誘発性の嘔吐，下剤・利尿剤の乱用で，さらにやせようとすることなどである。最近では，過食やその反動で自らの意図で嘔吐することを主とする排出型の者も多い。

　やせの程度は30kg台であることが多いが，ときに体重が20kg台まで減少することもあり，体重減少のため命のやりとりとなる病態である。治療期間は年

単位を要する慢性の病態を呈する者が，少なからず認められる。

　発症は思春期から青春期の女性に集中しているが，心理的にはしばしば成熟拒否や女性的になることへの拒否感と理解されるものがある。また，乳幼児期の母親との授乳や離乳食を通しての関係（早期母子関係）に問題を有する者が多く，母は過干渉で父は無関心という両親像が多いとされた。しかし最近の調査では，これらの歴史的に指摘されている心理特性や両親像が認められるのは半数以下であることもわかってきている。遷延例では40歳，50歳代の症例や，まれに男性例も存在する。男女比は1：20とされ，ほとんどが若い女性である。

　そのほかの身体の症状としては，低体重のほかに，低血圧，徐脈，体毛が濃くなり，うぶ毛が密生し，ときに浮腫がみられ，女性では無月経は必発である。学校の健康診断で徐脈のために異常を指摘され，紹介来院する場合もある。やせにより死に至る場合もあり，死亡は自殺を除いて9％と報告されている重篤な疾患である。

　診断はアメリカ精神医学会（DSM-Ⅳ）の基準が広く用いられている（表45）[9]。診断のポイントはやせ願望，肥満嫌悪，ボディイメージの障害，無月経である。

表45　拒食症の診断基準（DSM-Ⅳ）

- A．年齢と身長に対する正常体重の最低限，またはそれ以上を維持することの拒否（例：期待される体重の85％以下の体重が続くような体重減少，または成長期間中に期待される体重増加がなく，期待される体重の85％以下になる）。
- B．体重が不足している場合でも，体重が増えること，または肥満することに対する強い恐怖。
- C．自分の体の重さまたは体型を感じる感じ方の障害，自己評価に対する体重や体型の過剰な影響，または現在の低体重の重大さの否認。
- D．初潮後の女性の場合は，無月経，つまり，月経周期が連続して少なくとも3回欠如する（エストロゲンなどのホルモン投与後にのみ月経が起きている場合，その女性は無月経とみなされる）。

16. ダイエットによる心身症

Q：拒食症におけるダイエットの実体と背景は？

　拒食症の食行動の主体は意図的な節食である。本症患者は食欲が欠如しているわけではなく，食べたいという欲求におそわれながらも節食を続けている。したがって多くの患者は食べ物のことが頭から離れなくなり，家族にお菓子や夕食をつくってあげたり，入院中であれば重症患者の食事を介助したりしてまぎらわす患者もいる。またダイエットしているうちに「食べようとしても食べられない」状態へ移行し，さらにやせを強めていくことも少なくない。この背景には食べ過ぎはいけないという社会の風潮などの文化的要因も無視できない。イギリスではやせすぎのモデルは使わない方向でという申し合わせが行われたことが報道された。これだけが原因とは思えないが，若い女性のやせをあおる大人社会は確かにリスクであると，拒食症の治療にあたってきた者として，つくづく感じている。

Q：ダイエットを助長するものは？

　ダイエットは患者の憧れの気持ちを満たす身近な手段である。さらに若い女性の約半数は体重増加への不安ややせ願望といった食への抑制感覚を有している。ダイエットがずっと続けられると拒食症という摂食障害へと発展していく。難治であり，たかがダイエットではあるが，回復のきっかけがつかめないまま数％は死に至る。

　このような危険なダイエットをテレビや雑誌は助長し，人気を得る。またダイエット食品と称し，一部の企業は若者の健康をむしばむことによって利益をあげている。大人社会が若者の内在する欲求を商品化し，利得を得ている。若者の危険なダイエットを助長している要因の1つは，日本社会のなかで是とされる拝金主義（ゲゼルシャフト）であることが示唆されている。

17. いわゆる自律神経失調症

症例：23歳の女性
　既往歴：とくになし。家族歴：母親が低血圧症。
　現病歴：大学卒業後，希望の職場である専門店の販売の仕事につき，はりきって仕事をしていた。しかし，1年を経過した頃より，昼すぎになると立ちくらみが強くなり，立ち仕事が困難なほどめまいや吐き気が出現したため来院した。職場での負担はないと語り，血圧は 100/60mmHg で起立試験も陽性のため，起立性調節障害と診断した。運動や低血圧治療薬によっても症状の改善なく，勤務不能となり，本人としては不本意ながらやむなく退職した。しかし，退職により症状はすべて消失した。本人も職場でのストレスを退社後に自覚した。

Q：自律神経失調症で鑑別すべき身体疾患は？

　甲状腺疾患，自己免疫疾患，起立性調節障害，脊髄小脳変性症，脳血管障害後遺症などがすぐに考えられる。この症例は起立性調節障害と考えられたが，退職により症状が消失したため心理的要因が大きく作用した適応障害と診断することが適切な病態であると考えられる。

Q：自律神経失調症は病名か？

　自律神経失調症という疾患名は，一般臨床においては抗不安薬使用時の対応する病名，あるいは保険請求時に使用する病名として認識されているのが現状であろう。しかし，ICD-10による疾病概念の再構成により，不定愁訴の病態を治療抵抗性のものと薬剤反応性のものに臨床的に分類することが可能となった。これによって，プライマリ・ケア医にとって苦手な精神症状の評価なしに，

ある程度経過や予後を予測しつつ治療にあたることができるようになった。

Q：いわゆる自律神経失調症の心理的理解は？

本邦における自律神経失調症の概念の変遷をみると，自律神経系の身体的な不定愁訴を，初めは自律神経系の障害と考えたが，後になって不安や抑うつなどの心理的要因を加味して評価することがより重要であることが判明していった。

筆者は，アメリカ精神医学会による精神障害の分類と診断（DSM-Ⅲ）が発表されて以降，自律神経失調症がどのようにとらえ直せるかについて検討した。

調査対象は，1年の間に，東邦大学大森病院心療内科の筆者の週2回の初診外来を，初診時3つ以上の愁訴（いわゆる不定愁訴）を有して受診し，かつ筆者が再来を担当したケースである。

DSM-ⅢのAxis Iによる診断分布では，全般性不安障害がもっとも多く，次いで身体的状態に影響する心理的因子，身体化障害，パニック障害，心気神経症，気分変調性障害の順であり，いわゆる自律神経失調症はすべてDSM-Ⅲのaxis Iで分類可能であった（**表46**）。

表46　いわゆる自律神経失調症のDSM-Ⅲによる診断（中野）

	例数（％）
全般性不安障害	20（22.7）
身体的状態に影響する心理的因子	16（18.2）
身体化障害	15（17.0）
パニック障害	12（13.6）
心気神経症	8（ 9.1）
気分変調性障害	7（ 8.0）
その他	10（11.4）
	88（100）

不定愁訴は，発生要因の面からみれば，性格や葛藤による心理的なものと自律神経や内分泌による身体的なものに大別できるが，DSM-Ⅲで分類可能ということは，いわゆる自律神経失調症が不安や抑うつなどの病像をあわせ持つことを表している。

Q：自律神経失調症は治るのか？

ICD-10は1980年よりWHOによって進められ，1992年に完成した診断ガイドラインである（表47）。

このなかで，疾病概念として自律神経失調症ともっとも近接なものは身体化障害である。身体化障害とは胃腸感覚や皮膚感覚の異常の症候がもっとも多く，全身的，反復的，易変的である。経過は慢性的，波状的で，多くの患者が一般医や専門医の治療や繰り返しの検査を受けており，長期の社会的，対人的，家庭的な機能が相当程度障害されていることが多い。多くは治療抵抗の疾患である。一方，一般臨床の経験では，心理的配慮をした治療構造のなかで，抗不

表47　いわゆる自律神経失調症に関連する疾患（ICD-10）

F41　他の不安障害
　F41.0　パニック障害
　F41.1　全般性不安障害
　F41.2　混合性不安抑うつ障害
F45　身体表現性障害
　F45.0　身体化障害
　F45.3　身体表現性自律神経機能不全
　　.30　心臓と心血管系
　　.31　食道と胃
　　.32　下部胃腸管
　　.33　呼吸器系
　　.34　泌尿器・生殖器系
　　.38　その他

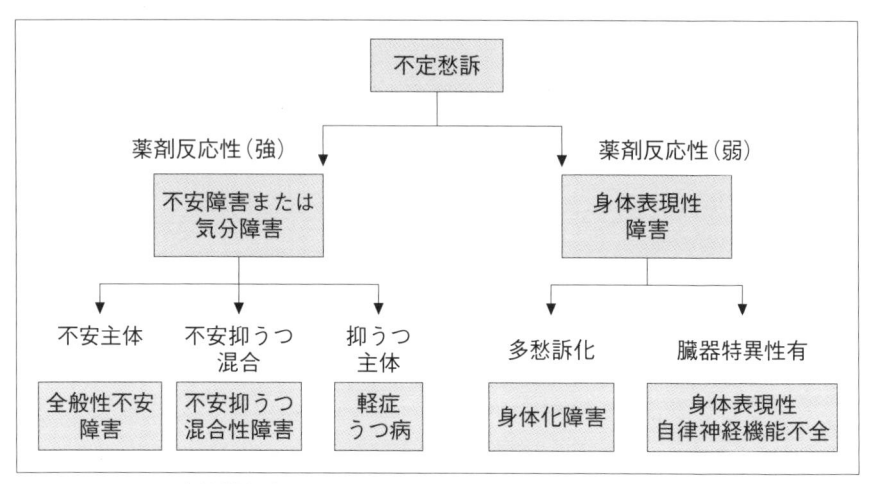

```
            不定愁訴
       ┌──────┴──────┐
  薬剤反応性(強)      薬剤反応性(弱)
       │                 │
   不安障害または        身体表現性
   気分障害              障害
   ┌───┼───┐         ┌────┴────┐
 不安主体 不安抑うつ 抑うつ    多愁訴化   臓器特異性有
       混合     主体
 全般性不安 不安抑うつ 軽症     身体化障害  身体表現性
 障害     混合性障害 うつ病              自律神経機能不全
```

図11 いわゆる自律神経失調症のICD-10による分類

安薬や抗うつ薬を投与すると不定愁訴が消失したり明らかな改善を認めることも多い。それぞれの特徴を一言で要約すれば、前者は治療抵抗性であり、後者は薬剤による反応性を認めるタイプである（図11）。

Q：薬剤反応性のいわゆる自律神経失調症は？

阿部の提唱した自律神経失調症の定義に従ってICD-10にあてはめると、医師の説明を簡単には納得せず治療抵抗性と考えられる2つの病態が浮かび上がる。すなわち、身体化障害と身体表現性自律神経機能不全である。身体表現性自律神経機能不全とは、心身症や臓器神経症に近い概念で、心血管系、上部消化器系、下部消化器系、呼吸器系、泌尿器系と臓器別に分類されている。症状は持続的で苦痛を伴う自律神経機能亢進症状および特定の器官の付加的な主観的症状、そして医師たちの繰り返し行う説明や再保証にも反応しないことが特徴の疾患である。しかし、プライマリ・ケア臨床のなかでは、心理的に配慮をした治療構造のなかで抗不安薬や抗うつ薬を投与すると、不定愁訴が低減したり、固有の症状に明らかな改善を認めることも多い。これらに相当する疾病概

念は，F41の「他の不安障害」というカテゴリーの中にあるF41.1「全般性不安障害」と，F41.2「混合性不安抑うつ障害」である．

全般性不安障害とは，旧来からある概念にあてはめれば不安神経症の慢性型である．症候は全般的，浮動的に不安が持続し，イライラや緊張，発汗や頻脈などの自律神経機能亢進症状，不安や不眠などの症状を呈する．薬剤には反応性である．混合性不安抑うつ障害とは不安障害（ICD-10）の下位カテゴリーで，不安症状や抑うつ症状がともに存在するが，どちらのタイプの症状も別々に診断するほど重くない時に用いる．いくつかの自律神経症状（振戦，動悸，口渇，腹鳴など）は間欠的に存在する．原則的に抗不安薬や抗うつ薬に反応する．

薬剤反応性のいわゆる自律神経失調症の1つの代表は全般性不安障害である．以前から神経質といわれていたり，自覚していることが多く，少量の抗不安薬で，まったく症状が消失することはないがかなり症状は軽減する．

もう1つの混合性不安抑うつ障害はICD-10で新しく提唱された概念である．これに比較的軽い不安や抗うつが混合している場合は，プライマリ・ケアでしばしば認められるが，もっと多くの患者が住民一般のなかに存在し，医学的または精神科的注意をひくにはいたっていないと紹介されている．安価で受診できる日本の医療現場を考えれば，その多くが診療所を受診している可能性が高い．このタイプが薬剤反応性のいわゆる自律神経失調症の代表的なものである．

もう1つ，自律神経失調症状を呈する重要な病型は気分障害である．内科・心療内科領域における気分障害は，従来から仮面うつ病という概念を用いて広く理解されてきた．実際の臨床においても軽症うつ病は少なからず存在する．また一方で，日常の臨床ではストレス関連の心身症や不安症状が先行し，経過が遷延することによってうつ症状が加味されてくるものが多く認められる．内科・心療内科領域に来院するストレス関連疾患は，不安・抑うつという側面からみると，多くのものは不安と抑うつ症状の両方がどちらとも決められず混合して認められ，かつ自律神経系の身体症状を訴える．すなわち，混合性不安抑

うつ障害がプライマリ・ケア医を受診する，うつ状態を呈する患者のなかでもっとも多く認められる病態である．

Q：治療抵抗性のいわゆる自律神経失調症は？

治療抵抗性のいわゆる自律神経失調症は，身体表現性障害の下位カテゴリーである「身体化障害」と「身体表現性自律神経機能不全」に相当すると考えられる（表47）．

身体化障害は，複数の臓器にまたがり反復性で，易変的な身体的多愁訴を呈するもので，この概念は，名称こそ異なるものの，阿部の指摘した自律神経失調症の難治例とほとんど同じ病態である．

一方，F45.3の「身体表現性自律神経機能不全」は，心血管系，上部消化管・下部消化管・呼吸器系，泌尿器系と臓器別に分類されている（表47）．この概念は，一般的に使われる心身症や臓器神経症に近い概念である．具体的には，不整脈を気にし続けるいわゆる心臓神経症や，腹部の違和感を訴え続けるNUDや過敏性腸症候群などを指し，身体表現性自律神経機能不全も治療抵抗性のものと認識されている．

共通の経過としては，医師たちの繰り返しの説明や再保証にも反応しないことであり，鎮静薬や鎮痛薬への依存や乱用が，長期にわたる薬物使用によりしばしば生じる．

Q：いわゆる自律神経失調症への治療薬の選択は？

薬剤反応性の自律神経失調症は，大きく不安障害，気分障害，不安と抑うつの混在した混合性不安抑うつ障害に分けられる．これらの病気の概念をふまえ，治療薬の選択について考えてみたい．有力な薬剤は抗不安薬と抗うつ薬であり，治療薬の選択について述べる．

いわゆる自律神経失調症に対しては，精神薬理から考えて2つの薬剤による

アプローチの方法が存在する。1つは抗不安薬（セロトニン1Aアゴニスト）であり，もう1つは抗うつ薬（SSRI）である。

いわゆる自律神経失調症は心理面からみると，不安とも抑うつともつかない症状が続くものが多い。一定の経過を過ぎると不安症状が強くなり，不安障害と考えるのが適切なケースと，一方，抑うつ症状が徐々に優勢となり気分障害と考えられるものも出てくる。さらに，自律神経症状が臓器特異性をもって出現してくるのもある。治療薬を考えるうえでは，不安症状が優位となっていくものには抗うつ作用を持った抗不安薬がより適切である。たとえば，依存がないとされるセロトニン1Aアゴニストであるタンドスピロン（セディール）などである。一方，抑うつ症状が優位となったものには抗不安作用を持った抗うつ薬がより適切である。たとえばフロボキサシン（ルボックス）やパロキセチン（パキシル）などの，作用がマイルドとされているSSRIがよく用いられる。

しかし実際，自律神経症状が主体のものに対して抗不安薬と抗うつ薬によるアプローチのどちらがすぐれているかは，結論を得ていない。

Q：自律神経失調症という概念はなぜ必要か？

不定愁訴を呈するいわゆる自律神経失調症様の病態へのアプローチは，先端医学を1つの極とすると，反対の極をなすともいえるが，患者のニーズの高い医療である。これら受療者のニーズにこたえるためには，より病像に即した疾病概念の理解にたち，注意深い問診による器質的および機能的病態の弁別が必要である。身体的に異常を見いだせない時，心理的な要因が関与した病態を想定することになるが，この仮説が提示できれば，診察や臨床検査を行って異常が認められないが，症状は存在している病態への治療的介入も，たとえば機能性ディスペプシア等病態を定義することにより論理的に経過や予後を予測でき，向精神薬による治療介入を行うことができる。

18. 不定愁訴ということ

症例：45歳の女性，会社員
　風邪を引きやすい，体がほてる，疲れやすいなどの症状を訴えて来院した。症状は一進一退で，1つ症状がよくなるとまた別の症状が出てくる。
　体のほてりや疲れやすさが治りかかった頃から，全身倦怠，頭が重い，全身のほてり，汗が多い，動悸がする，眠りにくい，肩こりといった症状が現れてきた。更年期障害ではないかと自分で考えて大学病院の婦人科を受診したが，症状は軽快しなかった。
　ホルモン治療を始めた後しばらくしてから寝汗，腰の冷えなどが現れ，また動悸，肩こり，ほてり，全身倦怠はさらにひどくなってきた。

Q：症例の評価は？

　症状の持続がはっきりせず1つの症状だけ続けて訴えられているものを定愁訴とよぶとすれば，本症例のように消長のはげしい症状は不定愁訴とよぶことになる。本症例は症状が長い期間持続しているため，器質的疾患とは考えにくい。いわゆる身体性障害と考えられる。

Q：不定愁訴とは何か？

　不定愁訴とは不安定で消長しやすい自律神経性身体的愁訴のことで，それに見合った所見の得られない病態を包括してとらえた概念である。自律神経性身体的愁訴とは，全身倦怠感，めまい，頭痛・頭重感，動悸，胸部圧迫感，下痢などのことである。
　不定愁訴は心身両面からの刺激に対して内分泌系，自律神経系を介して種々の反応様式をとる。起立性低血圧症，神経症，仮面うつ病はもとより軽症の統

表48　不定愁訴を呈しやすい疾患

疾患名	特徴	検査
1. 全般性不安障害 （不安神経症）	不安症状の存在 抗不安薬の適応	不安，葛藤の抽出 性格傾向の抽出
2. 身体化障害	若年発症，慢性化	
3. 起立性低血圧症	めまい，立ちくらみ，動悸が主体 薬剤性の副作用に注意	シェロング起立試験 立体ECG
4. 感情障害 （仮面うつ病）	早朝覚醒，食欲不振，抑うつ気分 抗うつ薬が奏功	病前性格 心理的症状の抽出
5. 本態性自律神経失調症	体質的異常 頻度はまれ	自律神経機能検査
6. 精神科疾患 　統合失調症 　境界例	精神症状の存在 最近軽症化している	精神科への対診

合失調症や境界例の一部も不当な愁訴が主体をなすことも少なくない．また脳血管障害などの身体疾患が進行中の時点で不定愁訴が訴えられ，時間が経過して臨床検査が異常を示し身体疾患の存在が確認されることがある．

　内科疾患，精神科疾患のみならず臨床各科でカバーしている疾患の多くが疾病の初期や寛解した状態で不定愁訴を呈しうる．したがって症候を横断的に評価するのではなく，時間的因子を考慮に入れ，再度横断的に評価していくことが必要である．

　診断に必要な要素としてはまず第1に身体面では器質的疾患のないことを確認し，さらに内因性の精神障害（統合失調症や躁うつ病）の可能性についてプライマリ・ケア医なりに検討する．不十分と感じられたら，専門診療科と対診し，後者は精神科医の対診を必要とする．第2には心理的に抑うつや不安があるかを大まかに把握する．そして第3には自律神経系などの調節が正常に作動しているかどうかを鑑別する．

　不定愁訴を呈する患者に対して似た症状を持った別の病気と区別してゆくことが大切である．ここでは鑑別すべき重要な疾患として身体的疾患・神経症圏

18. 不定愁訴ということ

の疾患，うつ病圏の病態などである。

Q：身体化症候群とは？

内科認定医は内科を専攻する医師の基礎資格と考えられ，診療所の医師および病院の勤務医が広く取得している資格である。

研修カリキュラムは消化器，循環器など12の領域と一般内科を合わせた13領域に分けられている。

心身医学の総論に相当する部分は一般内科の大部分を占める形で記述されている。その中で生物心理社会モデルの部分にはここでいう不定愁訴を身体化症候群（Somalizalion syndrome）として理解することを要求している。内科認定医の研修カリキュラムでいう身体化症候群とは器質的ないし機能的異常を見い出すことのできない身体的な症状のこととしており，ここでいう不定愁訴と同一概念のものである。

Q：低血圧症による不定愁訴の特徴は？

身体的疾患で不定愁訴を呈することが多い低血圧症を例に多面的診断の必要性について考えてみる。

低血圧症の症候上の特徴をみてみる。低血圧症は本態性と起立性に大別する。どちらも，①訴えが主観的であり，②愁訴が多彩，③他覚的所見に比し不相応に自覚症状が強く，④症候移動を呈しやすい，また不定愁訴を呈しやすいことは共通している。

低血圧症は不定愁訴を訴え，血圧が低いことを証明することによって診断される。本態性では収縮期の血圧が100mmHg以下であること，また起立性では安静臥位の状態から起立させ血圧，脈拍を測定するシェロング（Sehellong）起立試験で収縮期圧が20mmHg以上下降することや―心電図起立試験で洞性頻脈やP波，T波に変化がおこることによって診断を下す身体的側面からの評価

である。

　低血圧症の症候上の特徴をみてみると，本態性低血圧症では自分の健康が気になるなどの心気症的愁訴が多いことが知られており，起立性低血圧では精神面は不安定で，神経質，緊張しやすい，不眠，不安感が生じやすいとされている。すなわち起立性低血圧症では心理的な愁訴が生じやすいことが指摘されているが，多軸診断で，低血圧症の病状を評価すると心理的病態はaxis Iに，低血圧症はaxis IIIに存在することになる。

　このように起立性低血圧と心理的病態の有無から病態を区別すると，起立性低血圧のみ存在する場合，心理的病態のみが存在する場合，そして両者が並在する場合がある。病態が長期化している場合，2次的な神経症が加重しやすいことを考えると両者が並在することが多い。

　一方，心理的問題を治療の戦略に加える場合，多次元評価を行い，さらに心身の症状の力動性の評価を加えて行い治療の力点を身体面におくべきなのか，心理面におくべきかの意志決定を行うことが重要である。すなわち検査異常なしの不定愁訴の評価には身体化障害，気分障害などの心理診断とともに，低血圧症症状と心理的問題との力動的評価を同時に行うことが必要である。

Q：検査異常なしの鑑別診断

　ICD-10はWHOによって進められ，1992年に完成した診断ガイドラインである。このなかで，不定愁訴に最も近接なものは身体表現性障害である。一方，一般臨床の経験では，心理的配慮をした治療構造のなかでは抗不安薬や抗うつ薬を使用すると不定愁訴が消失したり明らかな改善を認めることも多い。それぞれの治療上の特徴を一言で要約すれば，身体表現性障害は治療抵抗性であり，不安障害や気分障害は薬剤による反応性を認めるタイプである。

　医師の説明を簡単には納得せず治療抵抗性と考えられる病態は2つあり，身体化障害と身体表現性自律神経機能不全である。しかし，プライマリ・ケア臨床のなかでは，心理的に配慮をした治療構造のなかで抗不安薬や抗うつ薬を投

与すると，不定愁訴が低減したり，固有の症状に明らかな改善を認めることも多い。これらに相当する疾病概念は，「全般性不安障害」や「混合性不安抑うつ障害」である。

Q：検査異常なしの不定愁訴への治療方針は？

不定愁訴への対処の基本は，自分で自分のことを制御できる状態に導くことである。

したがって不定愁訴への対処にあたっては治療の流れの概念をつかんでおく必要がある。多くは慢性の経過を示す疾患であるため計画的で継続的な加療を基本とする。不定愁訴への対処の流れを薬物の投与を中心に述べると初期には定期服薬による他者制御を行い，中間期には徐々にセルフコントロールを加えていき，服薬も不定期な服薬で症状コントロールが可能となっていく。さらに段階がすすむと薬物は頓用服薬のみで症状コントロールは可能となり，医療下での自己制御可能な段階になる。そして終結段階としては治療者の介在なしに日常生活でのコントロールができるようになることである。抗不安薬の使用は短期少量が原則である。漫然とした長期の薬物投与は慎まなければならないし，継続服薬をおそれての症状依存的な不定期服薬も病態を悪化させる可能性がある。

Q：不定愁訴に対する治療薬の選択は？

薬剤反応性の自律神経失調症は，大きく不安障害，気分障害，不安と抑うつの混在した混合性不安抑うつ障害に分けられる。これらの治療薬の選択について述べる。選択すべき薬剤は抗不安薬と抗うつ薬である。

所見異常なしの不定愁訴に対しては，2つの薬剤によるアプローチの方法が存在する。1つは抗不安薬（セロトニン1Aアゴニスト）であり，もう1つは抗うつ薬（SSRI）である。

いわゆる自律神経失調症は心理面からみると，不安とも抑うつともつかない症状が続くものが多い．一定の経過を過ぎると不安症状が強くなり，不安障害と考えるのが適切なケースと，一方，抑うつ症状が徐々に優勢となり気分障害と考えられるものも出てくる．さらに，自律神経症状が臓器特異的に出現してくるものもある．治療薬は不安症状が優位になっていくものには抗うつ作用を持った抗不安薬がより適切である．たとえば，依存がないとされるセロトニン1Aアゴニストである．一方，抑うつ症状が軽くなったものには抗不安作用を持った抗うつ薬がより適切である．たとえば作用がマイルドとされているSSRIがよく用いられる．

　自律神経症状が主体のものに対しても抗不安薬および抗うつ薬が選択されるが，どちらがすぐれているかについては，結論は得られていない．

Q：ベンゾジアゼピン系抗不安薬使用に関する問題点

　ジアゼパムの弱点は血中濃度の半減期が年齢とともに延長する．ジアゼパムの生物学的半減期は20数時間であるが，これは若い人の半減時間である．そして年齢とともに半減期は延長し80歳代の人の半減期は代謝活性の低下により90時間ぐらいに延長する．

　さらにベンゾジアゼピンに共通している最大の欠点として依存性がある．副作用としての依存性の解決のため非ベンゾジアゼピンの開発が始まった日本では95年から非ベンゾの代表であるセロトニン1Aアゴニストが使われはじめた．セロトニン1A作働薬は依存性がない抗不安薬である．依存性については，臨床では縦軸に不安の尺度をとって，横軸に時間をとり，経過ごとに症状を追ってみると不安が徐々に下がってくる．ジアゼパムとセロトニン1Aアゴニストともに3週間で十分な抗不安効果が出てくる．6週間で中止後，ジアゼパム投与群では不安が急激に上がるのに対し，セロトニン1Aアゴニストでは，薬を切っても不安は惹起されないという特徴がある．

　したがってベンゾジアゼピン系抗不安薬に依存や高齢者における代謝活性の

低下などの問題点を有する可能性の高い薬剤である。不定愁訴患者の治療において必要であると判断される場合もあるが，依存性のない2系列の薬剤すなわちセロトニン1AアゴニストとSSRIの使用も確立してきた現在ベンゾジアゼピン系抗不安薬は第2，第3の選択薬として位置づけることが適切になりつつあると考えている。

Q：不定愁訴診断・治療の要点は？

不定愁訴を訴える患者の臨床を行うためには4つの要点をあげたい。まず定愁訴との区別，第2に機能性病態の認識，第3は自家性の病気から医家性の病気への変換プロセス，第4は治療の選択肢の提供である。

定愁訴との区別とは，不定愁訴の中にまじって訴えられた一見不定愁訴様の狭心痛の抽出に努力することであり，具体的にはラウンド・トリーを十分に行うことである。また，定愁訴から区別された不定愁訴は症状の意味をつかまえるための問診を工夫することになる。

第2は非器質性が確認できても心因とはいえず，機能性病態たとえば睡眠覚醒リズム障害，起立性調節障害，性ホルモン分泌不全などの存在に注意することが必要である。

第3は不定愁訴のみならす問診の重要性はここにある。まず，患者さんの持っている病気イメージをとらえ，その後医者が考えた診断を受け入れてもらうことになるが，それには治療関係の中でプロセスが必要である。

表49 不定愁訴診療の要点

1. 定愁訴との区別…………問診に工夫を
2. 機能性病態の認識………心因性疾患との区別を
3. 自家性病態から医家性病態への移行……治療過程の工夫
4. 治療の選択肢の提供……インフォームドチョイス

第4には得られた診断から治療遂行するためにもプロセスが必要である。この段階でのプロセスに必要なものは選択肢の提供であり，治療効果についての情報提供，治療の場の特性についての情報提供などである。
　不定愁訴への対応でもっとも重要なものはインタビューである。これは問診道ともいえるように奥の深く，また極めることができない技術である。不定愁訴の対応にあたっては最近の診断の進歩をふまえ，また薬剤の特性を理解し，介入することが必要である。

19. 生活習慣病として中年期心身症

> **症例**：52歳の男性，会社役員
> 健康診断では肥満や検査値の異常を指摘されていたが，仕事中心の生活を続けており，自分の身体の管理はほとんど行っていなかった。また家庭は睡眠の場所のような利用の仕方であったので，子供との親子関係は妻を介してという状態であった。妻の病死の後，それまでの子供との関係は仕事中心であったため疎となり一人暮らしとなった。家庭のことは配偶者に任せきりであったので食事の管理が自分でできず毎日行きつけの飲み屋で夕食を済ませていた。不規則な生活が4年間続いた後便秘下痢の繰り返しが続くため入院精査を行ったところ，糖尿病境界域，高血圧症，脂肪肝，高脂血症そして高尿酸血症があることがわかった。入院での食事管理によって著明な改善を示した。しかし自分の問題を含め家族に任せ先送りしてきた患者は生活の自己管理を続けることはできない。すぐに血糖，γ-GTP，コレステロール，中性脂肪そして尿酸値は再上昇していった。

Q：症例の解釈は？

中年期に必然的に起こるであろう親世代の生命に関係する重大な健康上の諸問題や子供世代の思春期葛藤などライフサイクル的課題に対して，未成熟な解決様式しか持たない精神的には未成熟な中年期男性では各世代が家族に持ち込む心理的悩みをすべて潜在させることはできない。この症例では仕事中毒化した行動による精神的負荷の処理がアルコールや美食であったとすればたちまち中年期では生活習慣病につかまることとなる。さらに治療過程はライフサイクル的な必然性があるため再発を繰り返し，容易に改善を示さない。

Q：中年期の生活習慣病は修正は容易か？

　中年期の生活習慣病の改善は容易ではないことを病院に通院している方の治療で実感していたので，病院にくるほどでもない方達の実態を知るために，企業内において病院に通いつづけるほどでもない生活習慣病様状態への治療介入を試みた．調査は事務系事業所に勤務している会社員411人の定期健康診断と人間ドックにおいて生活習慣病とされる肥満，やせ，高血圧，高脂血症そして肝機能障害に異常を認めたもの110名を対象に調査を行った．対象となった病態の分布は，20％以上の肥満を認めたもの15名，20％異常の痩せを認めたもの15名，高血圧症15名，高脂血症45名そして肝機能障害は20名であった．これらの対象について生活指導，食事指導，服薬コンプライアンスをあげる指導を個別に行った．その結果肥満群は，改善を示したもの6.6％，不変であったもの53.3％であり，やせ群では，改善40.0％，不変60.0％であった．さらに高血圧群は，改善73.3％，不変20.0％であり，高脂血症群の改善は，28.9％，不変は68.9％，肝機能障害群は，改善25.5％，不変65.0％であった．すなわち体重減少群，高血圧群，高脂血症群では優位な改善を認めたが，肥満群，肝機能障害群では改善は認められなかった．このことより薬物や簡単な食事指導で修正可能な高血圧症，高脂血症は比較的短期で修正可能であるが，生活に密着した食の過剰な摂取の習慣，アルコール性肝障害などは，ライフスタイルを変容することの必要を真に理解し，自らの意思で長く培ってきた習慣を変え，そして持続していくことが必要である．また心理社会的要素も深くかかわっているため問題が潜在化しやすい．したがって中年期発症の生活習慣病は容易に修正できないことが示唆された．

Q：日本における仕事中毒とは

　中年期に出現する心理的危機は米国や西欧の社会に比べ国の境界がはっきりし，単一民族で構成されているわが国では，外敵が存在しにくく民族意識も必

要ないため青年期に自我同一性の確立を急ぐ必然性がないことが自我同一性の確立の遅れの要素となっていると考えられる。青年期での自我同一性の確立の遅れは社会参加の時期と重なるため潜伏期となり心理葛藤は一時潜在化してしまう。自我が青年期に確立せず自我同一性の確立のための葛藤は潜在化してしまうため，心理葛藤の成熟した処理は十分には発達していないため未成熟な対処方法を選びやすい。未成熟な処理方法の代表的なものが仕事中毒と呼ばれている対処様式である。仕事中毒という方法は心理的葛藤を回避することができ，さらに社会的にも評価されやすい点は優れているが，生活習慣病と結びつきやすい。

Q：中年期の多次元的に内包している問題は？

中年期は多様な因子の重ねあわせによって問題が複雑になっているので多次元モデルに当てはめ捉えてみるとわかりやすい。

生物学的にはテストステロン分泌のわずかな減少が指摘されている。心理的には気分障害の発症，中年期危機，アルコール依存の潜在化そして睡眠障害の日常化が重要であり，社会的には仕事の質の変化と量の増加，妻との関係の変化，子供の自立，親世代の力の衰えなどが挙げられる。さらに倫理的には価値観の変化である。

Q：ライフサイクルとしての中年とは

中年期における心理・社会的側面については，ライフサイクルから捉えると問題を浮き彫りにしやすい。ライフサイクル的には更年期は青年期と老年期（熟年期）の中間にあたり，人生の中でもっとも生産的かつ創造的な時期である。このような時期には心理的な問題はおきにくいはずであった。

しかしライフサイクル的には自分が中年期に入ったとき子供世代は青年期に入り種々の問題を家庭に持ち込み，親世代は老年期に入り病気の発病に伴う介

護に関わることや逝去に伴い残されたものの生活に関する問題などの処理に直面する。心理的には中年期である本人の青年期に未解決であった潜在していた問題が再燃するという厄介なメカニズムもある。さらに中年期にライフサイクル的内的問題を意識的に関わらずに配偶者など他のメンバーに押し付ける形で先送りし潜在化してしまうと，自分が老年期に入ったとき自分の子供世代が中年期（更年期）に入ったとき必ず形を替えて再燃してくる。つまりライフサイクル的問題は避けられない問題である。

また創造性が高まることによっても，中年期では生産や創造性に付随した心理的問題が増加するなど，中年期は心理的悩みや危機的状況が起こりやすい時期であることがわかった。

Q：中年期の価値観のぐらつきの背景は？

昭和40年台の学生紛争後高度経済成長の中ゲマインシャフト（運命共同体）的価値観が敗北し，ゲゼルシャフト（利益共同体）的価値観へと価値観を移動させてしまったことが関連していると佐々は推測している。すなわち頑張って働くことによって地位が向上し，俸給が上がることのみを是とする価値観，すなわちゲゼルシャフト的価値観にすがり付いていく。この現実を守りつづけることができるのはごく一部であり大部分の中年期を迎えたサラリーマンは不本意な社会的処遇を受けることになってしまう。したがって成熟した対処がこの時点までに身についていれば心身の不調は呈するかもれないが，破綻することなく過ごす可能性が高くなる。しかしこのように仕事中毒で処理してしまい中年を迎えた人々は社会的また家庭内の力学の変化にも強く影響され，ゲゼルシャフト的価値観の崩壊はついには出社困難にいたるような重い同一性の拡散を起こし社会適応に障害を呈していく。

19. 生活習慣病として中年期心身症

Q：中年期の心理的クライシスにはどう対処すればいいか？

　中年期の心理的クライシスを対処するためのモデルは産業におけるストレスコーピングのためのデマンド・コントロールモデルにおけるソーシャルサポートがヒントになると著者は考えている。ソーシャルサポートはカラゼックらの提唱する三次元デマンド・コントロールモデルの1つの要素である。三次元デマンド・コントロールモデルは仕事の要求度（デマンド），裁量の自由度（コントロール）と社会的援助（ソーシャルサポート）を独立した要素として，働く人のメンタルヘルスを考える重要なモデルである。このモデルの研究の中でソーシャルサポートが虚血性心疾患の発生を抑制できることが実証された。

　職場におけるソーシャルサポートとは休み時間に同僚と会話できるか，仕事中に同僚と話すために持ち場を離れることができるか，そして上司が食事やコーヒーを誘ってくれるか，など気遣ってもらえるかについての内容である。心筋梗塞の頻度を減らしうる自分へのソーシャルサポートを増やすにはどのようにすればよいのか？

　ここでするものされるものの転換という視点を提示したい。南木佳士は著書の中で看護師の娘が病院勤めをやめ夫とともに脳血管障害の父親の在宅介護をはじめる。入浴など重労働が続くが，昼食は不登校の次男が食事介護することが役割となった。その後次男は自発登校し，帰宅後次男は学校の様子を祖父に話すようになった。次男に登校の価値を教えたものは，日常の労作に不自由している寝たきりの祖父であったと考えられる。介護で世話される受身の存在が，登校の価値をおしえてくれている。世話をしているつもりが教えを受けていたことになる。ソーシャルサポートも同様に，より質の高いサポートを多く受けるにはいかに自らが他者に与えることができるかが大きな要素になることが推測できる。

20. 中年期クライシスをむかえて

> **症例：58歳の男性，会社員**
> 　大手電気メーカーの部長である。それまでは有能で部下に対しても怒鳴りつけながら仕事を進めてきた。ことあるごとに「早くしろ，早くしろ」が口癖であった。57歳の時に軽い脳血管障害をおこしたが，順調に回復しすぐに職場へ復帰した。左に軽い麻痺が残ったが，簡単なリハビリで回復し，日常生活に大きな支障はなかった。職場に復帰後しばらくして，周囲にはわからないほどの言葉のもつれを自覚した。今までのように怒鳴ろうとしても言葉がゆっくりになってしまうと思え，神経内科を受診したが，心理的なものと言われ，心療内科への受診をすすめられ来院した。

Q：症例の理解は？

　言葉のもつれは，他人が見ても気づかない程度のものであったが，自分の中では不自由で仕方がないととらえていた。「打てばひびくような会話ができない部下はだめな奴」と決め付けていた自分が，僅かながらでも話すことが十分でない自分の存在を肯定できないと感じていると評価した。リハビリをこなし，歩くことはほぼ医学的には完治していると考えられる状態にもかかわらず，「まったく治っていない」と自分を責め続けた。神経内科的にはこれ以上対処の方法は考えてないと伝えられた後は，家庭において常に家族を怒鳴り散らす

表50　本症例のキーワード

- 自分は人一倍でないといけない
- 冗舌でない自分を認めない
- 自分の気持ちの処理を他人を責めることに転嫁

ようになった。これまで部下を怒鳴り散らしていたように，家族に怒鳴り散らすようになっていた。常に人一倍に冗舌で勝ち続ける自分の存在以外を認めようとしないために起こっている苛立ちと考えられた。そのためたとえ部分的であっても弱者としての要素を持っている自分が肯定できず，苦しんでおり，身体的には出社可能でありながら，会社に行くことができない。それまで持ち続けた弱者へのスティグマが現在の自分の僅かな弱点を攻めつづけていると評価できる[7]。

Q：aging male の臨床はなぜ注目されているか？

　Aging male の臨床の重要性は年次別自殺者数の変遷である。平成9年までは2万5千人程度で推移していたものが，平成10年を境に3万人台で推移するようになりすでに8年が経過した。この内訳では男性と女性の比率をみると女性は1万人以下であるに比べ男性は1万5千人程度と圧倒的に多い。さらに17年度警察庁発表の年代別の自殺者数をみると50歳代男性の自殺者数は6016人，60歳以上の男性のそれは7060人で50歳以上の男性のみで全体の約3分の1を占めている。すなわち自殺という視点からはもっとも重視しなければならない世代は aging male ということになる[1]。

　さらに諸外国との自殺者数を比較するとかつての日本は自殺率の高い国として知られていた。1955年の10万人あたりの自殺死亡数は日本25.2，米国10.2，仏15.9，独19.2となっていた。1995年で比較すると日本17.2，米国12.0，仏20.8，独15.8と諸外国並みに低下してきていた。しかし年齢別の男子の自殺率を米国の調査と比較すると米国では40歳代22.0，50歳代20.2，60歳代25.0であるのに対し，日本では40歳代後半は56.3，50歳代後半は71.1，60歳代後半

表51　aging male の背景

- 日本における自殺者は50歳代の男性が多い
- 他の先進国に比しても日本は50歳代男性の自殺者が多い

で 49.4 と 50 歳代後半にピークを持つ山型の分布をなし，圧倒的な高さを示している。すなわち自殺という視点からは aging male は先進諸外国に比し日本でもっとも高率といえる。

Q：中高年の心理的特徴は？

　中高年の心理的特徴はライフサイクル上，他の世代からの影響を大きく受けることとなるが，マラソンコースにたとえると中高年は人生の折り返し点といえる。マラソンにおける折り返し点では往路での経験をふまえゴール前での展開を予想しその後のレースを組み立てることである。人生の折り返し点である中年期で考えなければならないことは，仕事の方向性，パートナーとの関係性などこのまま直線的に 60 歳 65 歳の定年に向かっていっていいかという意思決定である。レビンソンによればこの時期の悩みはアイデンティティーであり，悩みの内容は職種に影響されないと報告されている[4]。また思春期にし残した葛藤処理はまず中年期に表面化し，さらに残渣があると初老期に再燃するとマーラーは分離—固体化理論のなかで指摘している[5]。葛藤の処理の方法は多くは再構築と呼ばれる自分の価値観の見直しを含めた大修理を必要とし，薬物の服薬などでは解決できないとしている。この再構築と呼ばれる大修理は平均 4 年程度かかるとも指摘しており，この指摘どおり葛藤処理が行われた場合，こころの中で悶々と長期にわたり続くこととなる。

Q：中年以降を考えるとき弱者への偏見という視点はなぜ重要か？

　個人的なライフサイクルという視点で心理的な特性を抽出してみると競争時における弱者への偏見という，提示したケースにもみられた。いかにも日本的エリート集団が持ちやすい心性である。
　能力の発達カーブから aging male を概念的にとらえてみると身体的にも心理的にも幼児期から思春期にかけて発達をし続ける。思春期を過ぎて中学高校大

表52　中年期以降の心理的問題点

- 人一倍であれという考え
- 人一倍であったための成功体験
- 加齢により人一倍になれなくなった自分の受け入れ

学と一連の学校教育が終了し，社会の中で活動を始めることになる．新しく社会に入ると学校社会とはまったく異なる価値観からの刺激を受け，はじめは戸惑うが多くは新たな刺激によって活性化され，さらに能力は発達を続ける．そのまま中年期にいたるまで仕事のスキルの上達とともに能力は上昇していく．この右肩上がりの上昇は中年期から老年期にかけてカーブは大きく変化し，下り坂となっていく[6]．

Aging male では社会から期待される能力はそれまでの自分の成長カーブで得てきたものより高いものが要求されることになる．この期待に応えられれば社会的に受け入れられ多くの場合ポストが与えられ，その後も与えられた仕事は負荷ではあるが，自分の存在には葛藤を持たずにさらに次の世代へと進むことになる．

しかし社会から要求されてくる，それまでの自分の能力を超えるものを要求され応えきれなくなることの方が一般的といえる．なぜならば中年期を過ぎての能力は経験を用いての応用には長けてくるが，創造的発想については明らかに衰えはじめているからである．すなわちきわめて大雑把な概念的な能力の発達カーブを描くとすれば，中年期を越えた時期成長カーブは頂点を越えて，下降しはじめていくと考えられる．すなわち若い頃の自分ほどではないことを受け入れなければならないことが起こることになる．提示したケースでも認められたように，それまで下や上の世代のもたもたしている存在を批判的にみていたが，今度は自分がもたもたしていることを批判しなければならなくなってしまうことになる．

20. 中年期クライシスをむかえて

Q:中年期以降を考えるときなぜ家族内の葛藤の存在が重要か？

　Aging male のもうひとつ重要な視点は家族との問題である。仕事や職場では中年からは円熟期を迎え，能力的には頭打ちではあるが，経験などを加味しもっとも生産的でありかつ創造的な時期といえる。したがって仕事に時間とエネルギーを吸い取られ職場にいる時間も長くなっていく。そのとき家庭において子供はといえば思春期から青年期にさしかかり，心理的問題を多く抱え，その問題処理は家庭に持ち込まれる。思春期とは一般の動物に比べ極端に遅いが，子供の巣立ちに対しての準備の時期にあたるともいえる。この子供の思春期葛藤の時期と父親の中年期クライシスの時期は重なり合う。この重なり合いによる関係性を重視した世代的なとらえ方をライフサイクルという。

　ライフサイクル的には中年期の上の世代との重なり合いも重要な視点である。すなわち自分の両親の世代は初老期に入っていく。社会での役割から開放され，定年退職をむかえる。また生活習慣病が二次的な合併症を起こし始め，入院など病院との付き合いが始まってくる[8]。日常もそれまでの会社での仕事中心の生活から定年後の家庭を中心にする生活に変更することになる。家庭の中心にはパートナーが存在している。いずれもが aging male には心理的ストレスとしての十分な刺激としての要素を形成している。

　第2の家庭内に存在する重要な刺激要因はパートナーとの問題である。夫婦間での葛藤が再燃する重要な時期である。この時期は子供の世代からまた親の世代からそれぞれ葛藤が持ち込まれ，aging male に解決を求められる。すると子供世代との間で，また親世代との間で，中年期まで問題処理を先送りしていた個人的なことや家庭内の関係性などの問題に直面せざるをえなくなり，それぞれが自分に対して葛藤処理を迫ってくる。それに加え中年期を迎えるまで20年から25年暮らしてきた夫婦間に生じる気持ちの行き違いの調整が必要である。夫婦それぞれが身体的にも心理的にも衰えていく手前で，存在をかけた内的な意味での戦いととらえられている。破綻の結論に向かっていく時，家庭内別居，永続的単身赴任による別居，さらには法律的にも別々になる手続きを遂

行し離婚するなどといろいろな形での関係の清算がありうる。パートナー側が主導する形で準備的な夫婦の関係の清算が進んだり，実際に清算に至ったりしていく場合もある。一方で夫婦間の関係が中年期葛藤を共有しながら問題解決にあたり，夫婦間の絆はさらに深まり，夫婦間の関係の再構築が進みさらに相互に助け合う，たとえれば鍵と錠のような良い関係が構築されていくこともある[9,10]。

ここでの3つのゾーンすなわち子供世代との関係，夫婦の関係さらには親世代との関係性の処理をどのひとつでもし残すと初老期に必ず問題の処理が再燃するとされている。したがってライフサイクルにおける3世代的な問題の処理は aging male に課せられた避けえないタスクである[11]。

Q：中年期以降における社会的地位の獲得の心理的意味は？

中年期から初老期において社会的な役割がしばしば変更される。単純に昇格する場合もあるが，社会的には管理的ポストは先細りとなるので，社会的ポジションが変更になったり，勤め先が変わったりすることもよくおきる。身近なところでは私の父親は転勤が aging male にあたる時期から断然多くなった。父親は大手重機械メーカーの営業職として中年期まで関東圏の事業所と本社での勤務を続けてきたが，管理職ポストに入り始める頃より海外赴任，地方営業所赴任そして新設部署への赴任と数年ピッチで異動し関連会社の役員に就任し退職している。いまから思うと出社困難となった時期もあったようである。

父親の転勤もそうであるが，中年期以降のサラリーマンには転任や転職はきわめて状況依存的であり，自分の努力ではどうしようもないところにある。この手の届かないものがたまたまうまくいった人がいたとしよう。昇格であってもストレスではあるが，当面価値観も再構築の必要なく延長線上で，前に進んでいくことになる。数年たってまた転機がおとずれまたうまくいったとしよう。当面価値観も再構築を必要なく延長線上で，さらに前に進んでいくことになる。さらに数年たって転機がおとずれ，そしてうまくいき続けると想定することは

表53 中年期発病の抑うつから抜け出すためには

- 成功を追い続け成功し続ける確立は低いことを知る
- 残念だったという体験的理解が必須
- どこかでうまくいかないことは必定

できるだろうか？ 生涯現役という考え方はこのスタイルで成功を追い求め続けることとなる。日本経済新聞に私の履歴書を執筆するような各界を代表する方々の aging male のプロセスはこのスタイルであることが多い。

しかしうまくいき続けることが本当にいわゆる勝ち組であるのだろうか？このような転機が5年ごとにあると仮定すると，40歳から6～7回訪れることになる。それぞれの転機において成功する確率が1：1であったと仮定する。成功し続ける確率を計算してみると2の6乗分の1，つまり64人に1人である。日本経済新聞のコラムである私の履歴書に登場しうる確率は本当にまれなことということになる。どこかでうまくいかない方が圧倒的に多いことは計算するまでもない。そうであればどこか早い段階でつまづくき再構築するいう経験をすることはきわめて重要な事象といえる。中高年の抑うつ状態は頻度の高いもので，価値観の喪失がもっとも重要な要因であることはすでによく知られているところである。価値観の喪失すなわち対象喪失は臨床的には抑うつ反応を引き起こす。この抑うつ反応から抜け出すには絶望（despair）の段階がどうしても必要であると指摘されている。この対象喪失にどうしても必要な despair と呼ばれる抑うつ状態の時期を生涯現役で成功し続けることによって回避できる人は2の6乗分の1人しかいない。あとは必ず対象喪失による抑うつ反応を経過することになる。それならばエネルギーが十分あるうちにつまづきという体験を経験しておいたほうが，中高年期の良い過ごし方ということになる。

したがってここでの結論は中高年期の転機は向き合って処理していくことが，とても大切であるという常識的なことである。

21. がんばりすぎる中年男性

> **症例：50歳の男性**
> 小学校入学時は発語が十分ではなかったが，教育委員会の審査や病院の診断書のもと養護でない普通過程の区域の小学校に入学となる。しかし多動の症状があり小学校1〜2年生はほとんど廊下に立たされていた。その後学習は可能となったが，習熟は不十分であった。小学校6年夏39度台の発熱が1週間以上続くウイルス感染に罹患し感染後頭痛と嘔吐を繰り返し，微熱は1ヵ月以上持続した。

Q：症例の青年期までの生活史的背景は？

本例は病弱な幼少時のプロセスを背景に母親からの溺愛と過保護なケアを受けるようになる。父親はアルコール依存症で泥酔の毎日である。6歳年上の姉は聡明で学校の成績もよく，周囲からの賞賛を受けながら生活し彼とは対照的である。姉は彼が中2のとき結婚し新しい所帯をつくり元の巣から離れていくそんな環境のなか，父親の単身での海外赴任とそれに伴う女性問題の解決のため母親が父親と同居するため中3のとき心理的には未発達な状態ではあったが，両親ともに海外に赴任する。それまでは病弱であったが，母親にとっての夫の代償としての存在であり，母親の愛情を独占してきた。しかし，彼一人が東京にのこされることとなり，預けられた親戚の家での生活も続かず高2まで一人暮らしをはじめる。母親が夫の元に行き，自分が日本に残ることになったことからエディプス・コンプレックスが再燃する。この頃より頼れるのは自分だけだと考えるようになり，それまでの成績は極めて不良であったが一転してスタディーホリックとなり受験期には大学進学には不自由のない成績となり，一流大学に入学する。入学後も面白くてしょうがないという気持ちで勉強を続けていく。しかしその間父親の東北支社への転勤を契機に母親は自殺未遂を繰

り返すようになりスタディーホリックな状態に苦悩する．この時期ますます頼れるものは自分の能力だけであると確信するようになり自分の手に職をつけるためのスタディーホリックを続けた．

Q：症例の社会的活動性は？

症例は，社会にエンジニアとなって参画していくが，自分では相変わらず体が弱く無理がきかないと思い込んでいた．エンジニアとなってプログラムの設計を担当するようになり面白くて仕方がなくなり寝食を忘れて仕事にのめりこんでいく．ワーカーホリックである．この仕事を続ければ体の弱い自分には命が関わると思っていたが死ぬことも怖くなく思えのめりこんでいく．しかしハードに仕事を続けてみても死に至ることも病気で寝込むこともなかった．潜在的には明日にも死ぬかもしれないといつも思っていた．そのまま人一倍仕事を続け，特に大病もなく過ごすなか，社会的には業績が上がり高い評価を獲得し

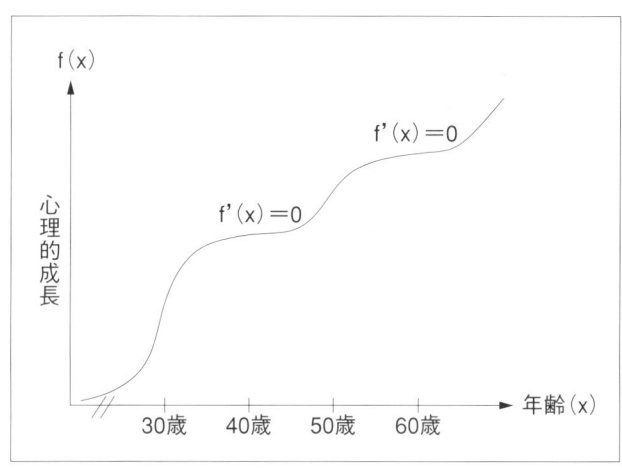

図13　心理的成長に関する概念的発達カーブ
心理的成長を $y=f(x)$ とすると，$f'(x)$ が0となる時期が40歳代，60歳代，を概念的に想定した．いずれも再構築にエネルギーを要し，心理的成長は止まるという概念的成長曲線である．

ていった。

Q：症例の中年期の心理的課題の発現過程は？

43歳となりエンジニアの彼には畑違いの仕事を任され，これまた寝食を忘れて没頭し新製品の発表会の責任者として約1年の準備期間のもとイベントを成功させた。そして異例の昇進として営業所長となっていった。しかしこの頃より食事も睡眠もまったく支障はないが，荷おろし感を強く経験するようになってきた。周囲の生活にも衝撃的なことが重なった。彼の専門領域のひとつを形づくるための技術指導を担当してくれた上司が昇進後すぐに急死し，かつての直接の上司は狭心症で緊急入院した。彼の周辺に命にかかわる出来事が続き，かつての母親の自殺未遂を身近に体験していたことや，さらに体調も万全でなかったことも重なり，このままではいよいよ自分も死にいたる可能性が高いことを実感するようになった。そこで会社の相談室に今後の生き方の方向性についてカウンセリングをうけることとなった。

Q：症例の心理的課題の解決は？

カウンセラーと話しているなかで，社会的には高い評価を受けてはいるが，いつも苦しく仕事が楽しいと感じたことがなく，これは異常な感覚であることに気付きはじめた。死んでは元も子もないと考えるようになり，それまで続けたワーカーホリックな仕事の変更を決意する。大きな価値観の変更を始めることとした。それまで専業主婦であった妻が希望により介護の仕事を始めることに連動してそれまで全くしたことのない家庭での食事の支度を担当するようになる。またそれまで全くしたことのない子供に対する父親としての役割も会社での役割としての仕事と同時に重視して受け持つようになっていった。価値観の変更に立脚した生活様式の180度の変更である。その後約5年が経過している。社会的にはさらに昇格していったが，彼にとってはあまり重要なことでは

ないようで，その後に獲得した主夫としての生活と彼のいうそこそこの会社の仕事を守っている。

Q：中年期に持ちやすい具体的問題は

　一般に中年期には心理社会的には仕事のマネージャーとしての質的変化を求められることやリストラによる人的資源の減少により作業担当者が物理的に足りなくなりその結果相対的に仕事量が増加していく。つまり仕事面では質および量の負荷が中堅層に増加する。また妻との長年にわたる夫婦としての関係が少しずつ変化していき徐々に変革の必要性に気がつき始める。さらに子供は思春期に至り独立と依存の葛藤をもち家庭の中に常時世代間の内的緊張が存在するようになっていく。加えるに親世代は社会的にも経済的にも力の衰えを示すようになってくる。このように仕事の種類にかかわらず中年期には世代特有の心理社会的問題が存在していることがわかる。

　その結果中年期世代には気分障害の発症，中年期危機，アルコール依存の潜在化そして睡眠障害の日常化などの疾病予備の状態が存在していることになる。

Q：ライフサイクルとしての中年期

　中年期における心理的問題は，ライフサイクルのなかの世代間で伝播するという運命も示唆される。

　中年期では，子供世代は青年期に入り種々の葛藤を親たちに投げかけてくる。一方親世代は老年期に入り病気の発病に伴う介護に関わることや逝去に伴い残されたものの生活に関する問題を投げかけてくる。さらに子供世代から投げかけられた葛藤に刺激され，中年期である本人の青年期に未解決に潜在していた問題が再燃するという厄介なメカニズムもある。また中年期にライフサイクル的必然のある現実的問題を意識的であれ無意識的であれ妻に押し付ける形で先

送りしてしまうこともよく選ばれる対処法であるが，時間を先送りにしても解決には至らず結局潜在してしまうことになり，さらに自分が老年期に入ったときや自分の子供世代が中年期に入ったとき必ず再燃してくる。

このように中年期に起こる親世代の生命に関係する重大な健康上の諸問題や子供世代の思春期葛藤など必然的難題は，中年期で心理的に解決されないと負の遺産が相続されるように次の世代の継代されてしまうことになる。

したがって中年期ではライフサイクル的な心理的問題は解決する必要があり，この処理には膨大な内的エネルギーが必要となる。この内面に向けて中年期に消費されるエネルギーは外側からは昆虫における変態のように大きな変革を感じさせる。

Q：中年期に対する文献的な心理的理解は

佐藤によればフロイトの時代から幼児期から青年期までの心理的葛藤を中心に取り扱い中年期は重視されていなかった。エリクソンの自我の発達に関する仮説では青年期での自我同一性対拡散の精神的危機を頂点にそれぞれの段階ごとに危機的状況にあり段階に応じた課題を次々に克服し，それ以降大きな発達は見い出せずに40歳から50歳の中年期で一応の完成をみると考えている。すなわち青年期に比し中年期には世代的には大きな葛藤は見い出しえないとする考え方といえる。一方 Jaques, E. の310人の芸術家の創造性についての調査では30歳代半ばに大きな転換期があることを結論した。そして個々人のライフサイクルに一般的に見い出しうることであることを指摘し中年期の心理的葛藤の世代的必然性を肯定した。さらにレビンソンは中年男性のライフサイクルに注目し，中年期は職種を越えて心理的に重要な転換期であることを指摘した。そのなかで特に40歳〜45歳に自己の価値観や配偶者との関係の再構築が行われる時期とし心理的な意味での更年期に相当すると考えた。このように中年期の心理的研究からは，男性における更年期という考え方には肯定的で，年齢的には40歳過ぎと想定される。

中年期の心理発達の理論によれば，40歳代前半は心理的な発達課題が，処理されなければならない時期にあたることを肯定している点で共通している。したがって文献的には男性における中年期は更年期としてとらえるに足る重要な時期であるといえる。

　中年期は世代的にも特有な問題を有し，処理を誤ると世代間伝播をも起こす。この時期を昆虫の変態になぞってそれまでの自分とまったく違う外へ向かっての表現を形にあらわすことになる。

22. 中高年の世代的不安

症例：67歳の未婚の女性，元学校教師
　若いころから身体が弱く，中耳炎などの病気にたびたびかかり，その後もずっと身体の不調が続いていた。40歳になると口渇，頻尿，手足のしびれ，息苦しさなどの症状が消長した。いろいろな医療施設を受診しているが，異常なしといわれ精神安定薬を処方されるも眠気が出るばかりで症状は軽快しなかった。去年の末に急に首の後ろが痛くなり，整形外科で牽引したところ，腹部の違和感が出現し心療内科の受診を勧められ来院した。臨床検査にて異常は認められない。

Q：症例の治療の方針と実際の経過は？

　話を伺っていてわかったことは，ある程度，生活のやり方について自分自身の生活様式や考えをもっていることがわかった。彼女は学校の教師であったので，字がうまく，習字は得意であった。面接を続けている間に本人も忘れてしまっていた得意な部分を探しあてることができた。「あ，そうか，私は字がうまかった」ということを思い出すと，「では習字を，やられてみてはいかがですか」と治療者が提案すると，「そうだ，私はあれが得意だったんだ」と実際に始めることとなった。

　それから治療者との会話で身体を動かすことが好きであったことを思い出し「体を動かすと調子がよくなりそうなので，やってみてはどうですか」とうながすと，「自分が小学校で働いていたときも，学校まで自転車やバスに乗り職場まで行っていて，教室もあっちこっち移動が多かったので，割合よく歩いていたほうだった」と思い出した。

　それから，病気の症状について延々と語り続けていたので，「そんなに一生懸命いつも治療者に症状を伝えなくても，血液を採れば，肝臓が悪いか，腎臓

が悪いか，大体見当はつく。そして自分の症状のことを気にして気持ちを内に向け考える必要はない」と話し，「むしろ習字や散歩したほうがいいのではないか」と伝えた。

気持ちにかかわる問いかけでは治療者と患者の関係性は深まらずに終わってしまっていたので，「習字をしてみてはいかがですか」と具体的な行動を勧め，その次に，「この前，お習字はされましたか」と重ねて具体的に尋ね，さらに「その後どうでしたか」と具体的な行動を取り上げ続けていく。すると何回後の外来来院時「習字をしてみたらすこしリラックスした気持ちがした。昔自分が元気に働いていた頃のことを少し思い出した」と患者が述べた。治療者は「それは大切なことです。元気だったときは，どんなだったのですか」と聞いた。「昔はいろいろやりました。東京都の大会にも行った。」といろいろ若いころの活躍を思い出してきた。

彼女が元気だったときの生活を思い出し，若く元気だった頃の活躍を再現するようにし，症状に支配されている状態から抜け出せるよう指導した。このように高齢者へのアプローチでは元気だった頃のこと思い出してもらうことは有用な治療である。

Q：中高年の不安はなぜおきるか？

中高年期の心理的特徴は，幼年期から中年期にかけて，上がり続けた能力のカーブは中年をピークに必ず下降していく。どんどんできることはいいことだという価値観を持っていた人が，自分自身の能力が中年期を境に年とともに能力のカーブが落ちていくということを認めるといつまでも自分が輝き続けることはすばらしいという価値観に合わなくなっていく。しかし中年が高年に至ってくるとどんなに努力しても，中年期の最高潮でいられなくなるので，能力の低下を認めざるをえなくなっていく。このようにピークから下降線をとりはじめることを認めなければならない悩みが，中高年移行期のテーマであり，そしてさらに能力が激しく落ちていく時期での存在の意味の再構築が老年期に至っ

表54 中高年男性の不安の現れ方

- 心　身　症（過敏性腸症候群，心臓神経症　など）
- 生活習慣病（糖尿病，肝機能障害　など）
- 神　経　症（パニック障害，強迫神経症　など）
- そ　の　他（うつ病，その他の精神障害による不安）

た時のテーマとなる。

Q：中高年の不安の評価の注意点は？

　中高年の不安の表現方法は，身体症状や行動によって示すことが一般的である。もちろん不安が心配や緊張といった精神症状としてエネルギー転換せずに表に姿を現すことはある。

　精神症状すなわち心配だと訴えられる場合には患者の心配が自分自身の言葉として語られるため評価に工夫を要する点はない。身体症状として語られるということは身体の不具合を自覚する心身症として現れることになる。この場合不安は腹部の不具合すなわち便秘下痢の交代症状などの消化器症状や動悸胸痛などの循環器症状として表現されることが多い。たとえば疾病としては便通異常を主にする過敏性腸症候群や動悸を主症状とするいわゆる心臓神経症などのことである。これらの心身の症状や病態は不安など心理的変化の間接的表現である。

　もうひとつは行動として不安が表現される場合がある。中高年の行動障害とは飽食やアルコール多飲による生活習慣病として表現されるものである。たとえば肥満による糖尿病やアルコールによる肝機能障害などである。中高年の不安の評価において注意すべき点は心身症や生活習慣病のような背景をなす，見えない不安などの心理状態を推定することによってはじめて理解できることである。

Q：中年期の不安に対するソーシャルサポートによる介入

　中年のメンタルヘルスで問題が起こる症状は，体の具合が悪くなる，イライラする，気分が沈む，の3つに大きくまとめることができる。中年期に起こったイライラや不安は不安低減の薬効のある薬物によって直接的効果が期待できる。

　しかし一口に不安は薬物でコントロールできるといっても，人に起こる不安の現象は複雑でありかつ多次元的にもっと多くの要素が絡み合って起こる。複雑な多因子が相互に影響し合うので，このような複雑さを考慮に入れれば薬物による不安低減はいくら効果的といっても発熱に解熱剤というほど抗不安薬を用いれば中高年の不安が軽快するといえるほど一対一対応にはいかない。では中高年の不安に対処する方法として抗不安薬に追加していく次なる手段はどんなものがよいかということになる。

　この複雑な中年期の不安症状への対処として心理的方法として有力な方法はソーシャルサポート（社会的援助）である。治療としてのソーシャルサポートは，産業衛生の分野で先駆けた対処法である。カラゼックはデマンド・コントロール・モデルを提唱し病気の発症はデマンド（仕事の要求度）とコントロール（仕事の裁量権）によって決定されると予測した。さらにジョンソンは，カラゼックモデルを3次元に発展させ，ソーシャルサポート（社会的援助）を加えればデマンドが高くてもコントロールが不良であっても病気の発生頻度を抑えることができることを示した。

　職場における社会的援助があると，疾病の頻度が少なくなることを示した。中年期の職場におけるソーシャルサポートを抽出するチェックリストとして使われているものは，風邪を引いて咳をしている時に，周りの人が「早く帰ったほうがいいよ」と言ってくれることや，時間が遅くなって仕事をしているときに上司が「疲れたからコーヒーを一緒に飲もう」と誘ってくれることや，仕事が大変な時に「手伝えることはないか」と言ってくれる上司がいるかなどである。社会的援助といっても小さなものの積み重ねが病気の発症にまで関係する

ことを示している。

　調査研究はまだ十分ではないが，叱咤激励する家族と，優しくいたわりのある家族を想定し夫が疲れて帰ってきたとき，「もっと頑張れ」と言うのと，「大変だったわね」と言うのとでは，病気の発生率が違うことはソーシャルサポートの効果の延長線上にあると考えられる。近くにいろいろ世話をしてくれる人がたくさんいる，つまりソーシャルネットワークがある方がいいという一見普遍的な対処の有用性について，ジョンソンの調査は示唆していることになる。ここでは中年期に出現する不安には抗不安薬に加え，ソーシャルサポートを加えることが有効であると考えれる。

Q：中高年の不安に心理的治療は積極的に進めた方がいいのか？

　中年期の不安の因果を探ることはいかにも面接をして治療的に接しているような気になるものである。そのヒトの病気の背景を知るには，以前苦しかったときに用いてよかった対処や考えをもう一度思い出してみることや，昔の成功したストレスコーピングの貯金を記憶の中から引き出してくるのは効果的な方法である。時間のかかる治療であるが，心的外傷が潜在化しその受けた傷は現在なら受けとめることができ，心理的な傷が修復可能と想定できるときに限り使う治療法である。しかし心理治療のトレーニングを受けていないものや初心者は心の傷の深さや程度の評価ができないか十分でない時には選んではいけない治療法である。ときに心得のない親切な治療者が傾聴をしていると患者の心の奥深い傷に知らぬ間に触れてしまっている場合がある。知らずに治療が深まってしまうと患者を助ける親切のつもりが，深い病的状態に連れ込んでしまうことになる場合がある。自我機能がもともと脆弱であったり，環境の刺激に反応して自我が脆弱化している場合には治療が深くなりやすいので傾聴という対処には注意が必要である。深い心理的な治療は十分に訓練されたものが専門施設で行うものである。日常の治療では心理的に深く進まないように工夫することが大切である。

Q：高齢者に対する心理的ケアの実際は？

　高齢者の不安症状への対応の基本は，聴くことである。不安に対処するには医学的にどこも異常がないので心配はないことを伝えるだけでは患者の安心を得ることはできない。高齢者はそれまで命をかけた病気を経験してきたかもしれない。以前経験した重かったときの病気の始まりに似ていると感じていれば，不安が強くなることは予想できる。高齢者の多くはそれまでの人生を背景に現在の症状があることを治療者は知り，その人の過去との連鎖を知ることによってはじめて治療的関係が生まれてくる。

　さらに不安の評価のためにも話を聞かないと患者の歴史は分からないので聴くことは重要である。しかし，評価のために何かを聞き出そうとして「どうしてそうなったのですか」「それはなぜなんですか」という聞き方は治療的ではない。なぜそうなったか，どういう必然性があるのか，そこに矛盾がないのか，そのような因果関係を明らかにしても心理治療にはならない。重要なことは，今，その人はどういう状態で苦しんでいるのかという情報を得るために，人生の歴史や歴史の結果生じた現在を聴く視点で話を向けることがよい。日常の会話では，疑問を持ったり分らないときにはどうして，なぜと相手に問うが，言語による心理的ケアではどうしてなぜ，は使わないように工夫することが，治療的である。

表55　高齢者の心理的ケアの要点

- 傾聴
- 支援的治療関係の構築
- here and now
- 健康部分の抽出
- 治療者主体のアドバイスをひかえる
- 具体的生活指導

次に高齢者の心理的ケアとしてはhere and nowの感性が重要であり、「今はどうなんですか？」「ここにいても嫌な気持ちがしているのですね。」と過去の嫌な回想を追わず、今ここで動いている感情を話し合うように工夫していく対応方法のことである。「今はどうですか。嫌な気持ちですか」と問えば、「あ、今、こうして話していると、ちょっと楽ですよ」「よかったですね。もう少し話を続けましょうか」と連鎖しやすくなる。そして患者が「話を続けていいですか」と問うか、そのときの表情や言葉のトーンで、話を続けてよさそうだったら聞き続ける。さらに、「こういうお話をなさっていて、辛くなりませんか」と問う。自分の辛いことを話すと、気持ちは辛くなりやすいので「そんなに辛いことばかり話さなくてもいいんですよ」と伝える。最初は、辛いことや嫌だったことを話すが、セッションが重なってくると、だんだん自分のよかった話をできるように導く。すなわち考えの中で苦しんでいる部分に働きかけるのではなく元気な部分へと働きかけるためである。どんなに深く悩んでいても人には、必ず健康で前向きな部分がある。最初患者は診察室で病気の話から話し始めるかもしれないが、診察室での治療的関係という視点からみれば、具合が悪いことつまり病状について患者が話をしているうちは決して心理面への治療にはなってはいかない。自分のいいこと、楽しいこと、よかったことに目を向け話すことができるようになると軽快へと向かいはじめたと考える。そのため自分の生活のいい部分に話の焦点が移動したときは「その話を続けてください」と促進する。「楽しいときはどんなときですか。どんなふうにしたら、その時間が長く続くでしょうかね」とより快適な生活を求めるためにともに考えていくことが良いアプローチである。

　しばしば不安の強い高齢者患者では身体の具合の悪いという話を聴きつづけなければならないことがあるが、一般的に治療関係の維持にはよいが、傾聴だけでは不安軽減できないことが多い。もし傾聴しながらの介入を試みるならばかつての経験の中でのよくなった方法やよくなる状況の想起に気持ちを向けていくと、その人を前向きにするための材料を共有していくことになる。

　またよくある場面として相談している高齢者がAにしようかBにしようか悩

んでいる時,「私はこう思う」とアドバイスするという心理的接近は一見優れた方法と考えられる。確かに同じことを繰り返さないではいられない強迫的性格を有している方には,効果的な方法である。アドバイスは治療者の決定に従って患者はAを選ぶことができる。しかし,決めかねているような不安状態にあるときに,治療者がAまたはBだと意見を言うと,治療者の前では患者は「どうもありがとうございました」と礼を述べ診察室を退出する。病院からの帰り道で知り合いに会うと,ほぼ同じことを問う。そして,その人は,「私はAだ,Aがいいよ」と相談の結果アドバイスしてもらい安心する。次に会った知り合いに聞いたら,「それはBがいいよ」と親身のアドバイスを受ける。病院の帰り道で医師以外のアドバイスは1対1だ。もう1人聞かなければいけないことになる。悩みに親身にアドバイスしているつもりが,悩みを1つ増やすことになり,解決に向けるには貢献しない。

ではこのような相談に治療的に接するにはどうすればいいのか考えてみると,何もアドバイスをしないことが1番よい方法であることに気づく。アドバイスしない工夫のひとつは「今,あなたはAかBか,決めかねる状態ですね」という状況をまとめて伝える。

したがって,治療者の価値観はできるだけ提示しない非指示的アプローチが最も有用ということになる。

Q:中高年に対する薬物による対処は？

高齢者の不安症状に対しては薬物による治療は有力な治療である。不安の低減を目的にした薬物には不安に直接効果のある抗不安薬と急性の不安発作にも効果のある抗うつ薬がある。しかし脳に効く薬物は大脳辺縁系などヒトの本能に関する部分に作動する。つまり向精神薬は動物的にヒトが怖いという恐怖感を感じる部分を低減するには有効であるといえる。したがって大脳の新皮質で考えてつくられた怖いという体験にはあまり有効ではないことになる。薬物では考えることによって発生する不安などの症状を訂正することはできない。不

表56 不安時の処方例

浮動性の不安が続いているとき	急性の不安発作を認めるとき
セディール 15mg　3×	ルボックス 75〜150mg　3× パキシル 10〜20mg　1×

　安低減のための具体的な処方としては不動性の不安が続いているときにはタンドスピロン（セディール）を1日に15mg程度処方する。タンドスピロン（セディール）にはアルコールとの相互作用がなく，依存性がないとされていて中高年に有効である。また急性の不安発作を認めるときにはフルボキサミン（ルボックス）を75〜150mg，またはパロキセチン（パキシル）10〜20mg程度処方する。抑うつ症状があるときにも有効であり，抗不安薬とはちがって依存性がない。

23. ひきこもり

> **症例：18歳の女子，高校生**
> 本人は来院せず母親が相談に来院した．昨日より相談に病院に行くことは決めていて，自分も相談に行くといっていたが，朝起きられず結局母親のみの来院になった．
> 小学校の頃から風邪で数日休むと，風邪がなおった後登校をよくぐずった．高校に入って1年生の1学期までは順調であったが，夏休みが終わり2学期がはじまる頃から不登校になった．現在は昼夜は逆転していて，食事も家族といっしょにはとらない．ほとんど自室にとじこもりきりで，外出はしない．時々家族とすれちがうと日常会話をかわす．本人は学校を変わって再度高校をやりなおしたいと考えている．

Q：症例の評価は？

ひきこもりのクライアントが心療内科や総合病院へ通院するということになると，多くは母親だけが相談に来院する．本人も大いに困っているが，いざ行くとなると学校へも病院へも向かえない．診断は適応障害と考えられる．

Q：ひきこもりを考えるときのキーワードは？

中村は，「臨床の知とは何か」[2]のなかで井村[1]のいうヒューマニティを少し違った切り口で述べると臨床の知にたどりつくと考える．ひきこもりを考えるときの基本的なとらえ方である．中村によれば，科学の知の代表的な要素は普遍，論理，客観である．和座が指摘している[3]ように，科学の決められた手順を踏まえないと，スクリーニングテストは完成しない．薬剤を創るにしても二重盲検法を用いて効果の優劣を検証しない限り科学では効果がある手段である

23. ひきこもりの症例

表57 臨床の知と科学の知の対比

臨床の知	科学の知
①コスモロジー	①普遍主義
②シンボリズム	②論理主義
③パフォーマンス	③客観主義

とは認めない。これが医学を支えている科学の部分であり、客観主義である。中村のいう臨床の知は、科学の論理に従わない。臨床の知はコスモロジー、シンボリズム、パフォーマンスの3つの要素から成っている（**表57**）。コスモロジーとはシステム論的視点であり、1人の患者を考える時、夫婦、親子の関係、さらに家族の関係といったより包括的にものをみていく方法である。このような異なるシステムをいくつか積み重ねながら評価していく方法を一般システム理論[4]というが、中村は一般システム理論的視点をコスモロジーのなかにこめていると考えられる。次にシンボリズムについて考えてみると、腹痛を患者が訴えると、医師はまず胃潰瘍や膵炎の存在の有無を想起する。痛みは病気の場所を示唆する信号ではないかという観点から、信号の発信場所を探す作業に入るわけである。この思考過程を医学においては診断学という。中村が指摘するシンボリズムでは診断過程の中で、症状の意味を考えなさいと教えている。

　信号の発信場所を探すだけではなく、症状の持っている意味をも識別しようとする診断学ということである。そしてパフォーマンスとは、相互関係、人と人との関係の中でその人の存在が出来ているので、その関係性に着目しなさいということを指摘したのが中村のいう臨床の知である。臨床の知は実地医家にとってはすでに実践されている内容だと推測される。ひきこもりを診ていく場合、ヒューマニティ（井村）や臨床の知（中村）といった視点を用いていくことになる。

Q：ひきこもりの症状理解は？

　症状には，2つの側面がある。信号ともう1つは意味である。腹痛が膵炎によるものであることが判明したら，膵臓の炎症を抑えれば病気は軽快するので，抗炎症を目的とする治療の組み方をしていく。すなわち症状をなくすことを目的にするという意味で消去モデルと呼ぶ。多くの外来診療は消去モデルで治療することが多い。抗生物質による炎症に対する治療，抑うつ症状に対する抗うつ薬による治療，不眠症に対する睡眠導入薬による治療などである。これらは決してこころを治療しているわけではない。部分の症状の消去を目的に治療している消去モデルである。もう1つは包括モデルである。カウンセリングや家族療法などがこれにあたる。病の場所に直接作動させなくても，病気を寛解，緩和することが出来るという論理である。対処しがたい症状を頑固に訴える患者に睡眠と食欲を維持すると症状は軽快する。ターミナルケアでも，腫瘍自体は生物学的に良くならなくても症状緩和の対処を工夫すると全体像は良くなることが臨床的に知られている。ひきこもりを診ていく場合，概念理解を消去モデルから包括モデルに変換しさえすれば戦略はおのずと生まれてくると考えられる[6]。

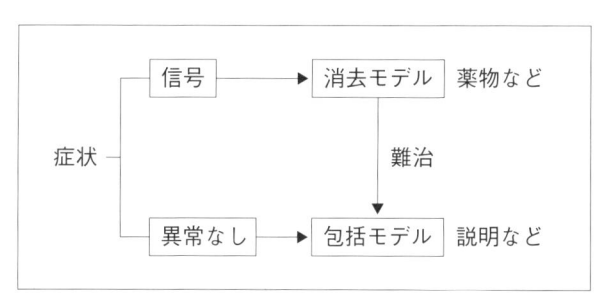

図14　消去モデルと包括モデル

23. ひきこもりの症例

Q：ひきこもりを理解するためのうつの医学的知識は？

　こころの診療を専門としない医師がひきこもりを診た時に貢献できる大きな部分は，統合失調症とうつ病の抽出そして治療である．薬物で全部治るとはいかないが奏効するものが多い．医師が介入しない限り引きこもる人は服薬しえないので，服薬について積極的に考えてみることは重要だと思われる．うつ病の診断は疲れやすい，気分が沈む，興味が薄れるという3つの症状をピックアップすればうつ病かどうか診断できるというのがICD-10[7]の考え方である．心理テストを使わなくても疲れやすいと訴えたり，野球が好きだが，野球のことをほとんど話さなくなったり，昨日ジャイアンツが勝ったのかどうかわからないようなら，抑うつ気分，興味が喪失していると理解すればよい．ひきこもりには少なからずこのようなうつ症状を伴うことが多いのでうつ病として疾病性について検討する必要がある．

Q：ひきこもりを理解するための適応と適応障害に関する医学的知識は？

　ひきこもりを示す疾病はたくさんあるが，その中の1つに適応障害がある．これは非精神病性ひきこもりとして理解されているものをDSM-ⅣやICD-10といったコードにあてはめるとつけられる病名である．

　適応障害とは，適応に失敗した状態を指すが，適応している方が一般的であるという前提の上に成り立つ．つまり，会社に行っている方が普通であるということを前提とする．その前提に従えば出社し続けることに失敗すると適応障害と呼ぶことになる．もし出社し続けている大部分が間違っていると仮定すると行けない方が適切ということにもなるが，出社できないことは病態としては適応障害ということになる．不適応を呈した人の話をきいていると，往々にしてその人の方が適切と思われる場合がある．職場の劣悪な環境を挙げる場合もあり，学生にとっては学校の行きすぎた管理主義によるものであることもある．個人的な体験の中でも小，中，高の生活を思い起こしてみれば，多数決原理の

中で犯した誤りがあったのではないだろうか。日本は歴史的に全体主義のなかで大変な思いをした。今，再び全体主義の問題が起こっているかもしれない。適応している全体側からみればそうではない少数が不適応に見える。つまり適応というのは相対的なものである。ひきこもりについても，ある時はそうした方が正しいかもしれない。また，ひきこもりについても，ひきこもりに至る必然があるのかもしれない。たとえば日曜日に研究会に参加している医師たちは，家にいて奥さんとお茶を飲んでいる方が適応と考えると，勉強会のメンバーは不適応の集まり，つまり適応障害ということになる。しかし，とっている行為の正当性はより高いと考えられる。適応，不適応はこのように相対的である。

Q：ひきこもりを理解するための応答に関する医学的知識は？

　ひきこもりなどの症状に対処する時に，2つの方法論がある。1つはひきこもりに付随する症状を消去するための抗うつ薬や抗不安薬や睡眠導入薬の与薬をする方法である。2つ目の方法はひきこもりの意味をあつかうことである。意味をあつかうためには，「どうして」と問えば意味を扱っていることになり，言葉でひきこもりの意味をあつかっていくことになる。

　柏木が作ったもので歴史的なものになっている応答問題[10]についても述べたい。癌を告知されていない癌末期の患者さんの回診時に，「私はもう駄目なんでしょうか」と聞かれた時に，あなたならどう応答しますかという問いである。いろんな応答がありうるが，1)「そんなことを言わないで頑張りなさい」，2)「そんな心配をしないでいいですよ」，3)「どうしてそんな気持ちになるのですか」，4)「これだけ痛みがあるとそんな気持ちにもなりますよね」，5)「もう駄目なんだなあ，そんな気がするのですね」，など応答例がある。

　5つの対応は，指示的と非指示的対応に分ける。指示的とは，「あなたはこうですね」というふうに治療者が指示する方法のことで，前者4つの応答である。もう1つ非指示的対応があり，5)の対応である。この非指示的方法を工夫すれば受容であり共感になる。実際に臨床で語られる心理的な問題は簡単には受

容も出来ないし、簡単には共感も出来ない。つまりここで紹介されている応答についても患者さんに私はあなたの気持ちがわかると伝える応答の多くは嘘であると思っている。痛みや苦しんでいる人を前に治療者は痛くないし、ターミナルの患者さんを前に私は死なないのであるから、「あなたの苦しみはわかります」と伝えるのは精神療法的には真実性をもって対応していないことになると思っている。わかったような顔をすることを受容だ共感だという理解は適切な対応といいがたい。したがって指示的対応の1つである苦しみはわかります的対応は精神療法的には嘘つき的対応であると思う。嘘つきが行う行為は決して治療的にはなりえない。

Q：ひきこもりを理解するための共感に関する医学的知識は？

5番目の対応で「もう駄目なんだなあ、そんな気がするのですよね」、とだけ伝える方法がある。患者さんに治療者の価値観を与えない方法であるが、おうむ返しで「そうなんだね」ということだけでは治療にはならない。患者さんに指示しなくても良いという方法を知るということは重要である。

ひきこもりの治療においても非指示的対応は基本を成すものである。再教育的な戦略的治療も有用であるが、非指示的対応をもとに成り立つものである。これは決して傾聴し続けるという方法論だけではない。

心理的側面からのアプローチについて患者さんは治療者にどういうことを期待しているかということを調査した[12]。

心療内科を外来受診する人達は、どのくらい他人に支えられているかという感じが元気な人に比べると少ないということがわかった。つまり自分が今辛い思いをしているのは、身近なところで自分を支えてくれているものが少ないと感じ、治療を受けた後は支えられている感じは同等になっている。つまり病院に来て治療を受けるということは、他人に支えられている感じが少ないと感じている人達に、治療者が今まで少なかったサポートを代わってやってあげた。あなたは友達と上手くやっていけないようだから、友達の代わりの一部を私が

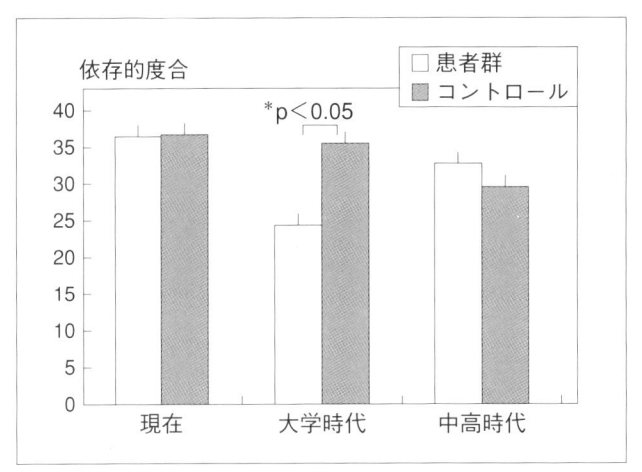

図15 学生時代と現在の人にささえられている度合いについて

してあげようといって治療者がした。そうしたらソーシャルサポートがコントロールの水準になったという非常に単純な調査である（図15）。

　さらに，治療者の態度についてきいてみると，患者さんは，指示的な要素をそんなには要求していないことがわかった。すなわち「話を良く聞いてくれた」，「そんなに焦らないでゆっくり治そうと言ってくれた」，「病気になっても変わらずに親友でいてくれた」，「何も言わず温かく見てくれた」。このような対応が患者さんにとって支えになると言っていた。以上より指示的対応よりも非指示的対応が，心理面からのアプローチの主体を成すものあることがわかる。著者の日常臨床においても非指示的対応を中心に患者さんに接している。受容的，共感的にと要約できるが，相槌を打てば受容的となるわけではなく，内容を繰り返せばいい対応というわけでもない。一般に患者さんが示す価値観の入った考え方には共感できないことの方が多いが，話しの一部に本当にそうだと思うときもある。家庭生活の中で自分の子供や家族の話しを一生懸命聞いていると本当にそうだなと思う時が一瞬ある。その瞬間の状態だけが共感している状態だと思う。共感した時は言葉だけではなく心の奥から本当にそうだと合意している。このように相手が話している時に感性がつながる時があり，その瞬間は

言葉を越えた交流が治療場面でも家庭でも同様に働くことになる。
　ロジャースは，心の治療における基本的な考え方を真実性と言っている。うわべの共感はこころを動かさない。一方，私はロジャース的な意味ではものすごく嘘つき的対応にたけた人間で，診療の場面でもしばしば感きわまり涙が出てくる。患者さんのつらい話をうかがっているうちに本当に悲しくなっていく。ところが次の患者さんを呼び入れる瞬間はまたケロッとして「山田さんどうぞ」と平気で治療を続けられるという行動様式を持っている。その場面では患者さんと話していると本当につらくなってくる。怒りもわいてくるし，気の毒だと涙も出てくる。私は野球を見ても，アニメを見てもよく泣いている。瞬間だけにおこる共感的対応の例として示した。

Q：ひきこもりを理解するための家族へのアプローチに関する医学的知識は？

　診療において本人以外に家族と会うことを医学では家族療法と呼ぶ。家族を診療するという方略は通常の治療構造とは大きく異なる治療法である。風邪を引いて本人は熱があると訴えて家族の人に抗生物質を与薬するようなもので，通常の治療行為では起こり得ない。患者さん自身に治療の手を加えないという常ならざる治療法である。家族に治療参加してもらう時は病気が家族というシステムに関係していると考えるので，家族に力を加えていく。その加え方にはいくつかの異なる方法がある（**表58**）[13]。
　第1は診療関係を支持する方法である。これは一般診療の中でも行っている。お母さんが一緒に付きそってくると「お子さんは野球をやっているようだけれど，お子さんに野球をさせては駄目だと言わなければいけませんよ」と母親に注意する。それがAタイプの治療である。これも家族療法の1つである。家族との話し合いの中でより専門的になっていくと並行面接という方法がある。この方法は心的環境を調整していく方法で，B子ちゃんと一緒にB子ちゃんのお母さんも並行して治療し，各々別の治療者が付くという方法でBタイプの治療がある。A先生が娘さんを治療していて，隣町のC先生がそのお母さんを治療

表58　家族療法のタイプ[13]

A．診療関係の支持
　　ex：一般診療での家族への接近
B．心的環境の調整
　　ex：並行家族面接
C．家族メンバー間の病的な相互作用の治療
　　ex：家族同席療法
D．家族そのものの病態の治療
　　ex：システム家族療法
E．家族代理の役割

しているという状態である．これが並行的な治療というBタイプの治療ということになる．さらに深い家族関係を扱おうとする治療もあり，家族の相互関係を扱いたい場合，お母さんと子供に同席してもらい，そこで治療場面を展開していく方法でCのタイプである．さらに家族のシステムを直接扱う，家族がそこであたかも食事をしているような場面を作りながら，その場面を作用して治療していく方法である．これはシステム的家族療法などを含み，いわゆる本格的な家族療法はこの段階から始まる．A，B，Cの段階までは一般の診療場面においても実際に行われている．Cタイプとして示されている家族療法では介護の場面で往診を行って本人，家族を交えて話し合っている状態のことである．患者さんとその世話をしている方が往診場面に存在し，そこでみんなで話し合うという方法のことを同席面接と呼ぶ．より戦略的に動かしていくやり方をDの方法，家族そのものの治療を扱うというもので，さらに進んだものでは，もう家族が機能しないと考えられた場合にその人を預かって育てなおすということが考えられている．乳児院は戦略的な家族療法と言える．母親がその機能を果たせないと考えられたり，もしくはその家族がこの子を養育するには適切ではないと考えられる場合，代理家族というEの治療まで考えられている．以上が家族療法の5つの方法である．共通している点は，症状を持っている人だけを1つの病者として認識せず，家族全体を1つの問題点としてどうしていこうかと捉えていく点が通常の治療と異なる治療法ということになる．ひきこもり

を診る場合には，この家族へのアプローチは非常に重要である。

Q：ひきこもりを治療するために必要な医学的理解は？

ひきこもりの医学的な側面について近藤の総説[14]にしたがい解説する。ひきこもりには，非常に多彩な病因があり，病態も1人1人みな違う。医学的診断を下すとたくさんの診断名がつきえて，画一なものではない。したがって，ひきこもりは症候群理解である。パーキンソン病とパーキンソン症候群の病因対比の時にひきこもりはパーキンソンでいえば症候群風の病像として理解するとらえ方と類似しており，ひきこもりを示す人という症候群ふうに理解するのが医学的には良いと考えられる。したがって，ひきこもりという言葉を置き換え，ひきこもり（ひきこもり症候群）という理解が適切である。いわゆるひきこもり症候群について別の呼称として非精神病性ひきこもりと呼ぶ場合がある。病気の中には精神病圏と考えられ，ひきこもりを呈するものもあるので，診断という側面からは重要な部分である。しかし，ひきこもりの大部分は精神病圏の病気ではないので，原因不明の病態のことを医者の立場からは，「非精神病性ひきこもり」と呼ぶ。あまり治療者同士以外では使わない言葉だと思うが，治療者にはわかりやすい表現だと思う。ひきこもりは，青年期に相応の社会参加や対人交流の機会を持とうとせず，または出来ない人達のことであるという定義である。この病態について医学的に鑑別が必要な病態が以下の4つである。ひきこもっている青年を観察した時，目標となる病態は薬で治る病気を識別することである。

1つは統合失調症にみられる自閉である。最近統合失調症は軽症化しているといわれ幻覚や妄想症状が出現する場合より不定愁訴しか呈さないようなものがたくさんある。しかし，統合失調症の場合，未治療の状態では徐々に適応状態が落ちていく陰性症状は，評価の1つのポイントである。好発の時期は青年期であり，新しく有効性の高い抗精神病薬が使用可能となってきたので，まず統合失調症かもしれないと疑うところまでが非専門医の役割である。疾病を疑

えば専門医に紹介すればよい。

　もう1つはうつ病（気分障害）である。気分障害の有無を鑑別する必要がある。疾病頻度が非常に高く、また、軽症うつ病の診断も難しく、憂うつそうに下を向いて眠れない、食べられないと訴えれば見当はつくが、軽いものは一見してうつとはわからず、しかも頻度も高い点、評価は簡単とはいえない。

　第3は軽症〜中等症の精神発達遅滞の人達がひきこもりを呈する場合がある。精神発達遅滞も治療プログラムが違うので、これも抽出する必要がある。

　第4は広汎性発達障害に類するものである。さらに第5は発達遅滞を伴わないが、特有の行動様式を取るものをアスペルガー症候群があげられる（**表59**）。アスペルガー症候群では発達遅滞はまったくないが、奇異な行動や爆発的な能力を一部示すが、それ以外は少し違った行動を取る人たちが実地医家の外来に存在する場合がある。精神遅滞が存在すれば、社会行動に障害が出るので何らかのソーシャルサポートを受けることが多く、発見は容易なため早めにスクリーニング出来るが、精神遅滞がないとある程度の家族のサポートがあれば、通常と変わらない生活が出来るので、ちょっと変わった人という程度で外来を受診する場合がある。これらをひきこもり症候群の中から抽出し、区別する必要がある。しかし、ひきこもり症候群を診ていく場合、診断にこだわりすぎるのは治療的には弊害となる。ひきこもりに対する治療優先主義を頭に置きながら、以下に述べるような方法論を検討する必要がある。ひきこもりの治療を考える場合、一般的な予後見通しということについての見解が必要である。

表59　ひきこもりが医学的に鑑別が必要なもの[15]

1) 精神分裂病の自閉
2) 気分障害の制止
3) 中等度以上の精神遅滞
　　IQ55以下
4) 広汎性発達障害（精神遅滞をともなわない）
　　自閉症
5) アスペルガー症候群

23. ひきこもりの症例

皆川[16]は小・中・高の1年生くらいまでに家族外との交流を断ち，家庭内でも母親との情緒交流以外は遮断してしまう者，つまり母親とは交流を保っている者は一部には難しいものがあるが，予後は一般に楽観的である，と指摘している。つまり，就学時に発症し，登校拒否になり，家庭内へのひきこもりなどを呈して家族メンバーとある一定の交流を保てている場合は，予後は一般に楽観的であるというのである。この見通しが非常に重要で，したがってひきこもりに対して経過観察するという言い方は適切ではないが，積極的な介入を医学的に取り組まなかった理由は一般に予後は良好であるという点にあったと考えられる。予後が楽観的な場合，現在の症状は激烈であるが，時間を稼いでいくと，その後軽快していくという状況を呈する。気管支喘息の発作に対する治療方針と似ている。子供の喘息の治療の大部分は対症的であるのは一部には難治なものがあるが，大部分は成長によって寛解していくと考え，その時点での対処を中心に行っていくという方針を立てる。それと同様にひきこもりの多くは楽観的である。しかし，大学生以降で発症する場合，その予後は難しい。なぜならば大学生以降ひきこもりを呈する場合，それが人生の方法としてひきこもりを選んだ可能性が高いからである。その人生の方法として選んだものを説得して，方向性を変えていくということは大変難しいことだからである。

Q：ひきこもりに類似した病態は？

ひきこもりは近年新しく始まったわけではなく，昔からあったと考えられる。森田神経質もその1つである。退却神経症（笠原），対人恐怖という言葉も昔からあり，それから抗うつ薬が効くとされている現代的な対人恐怖である社会恐怖という病態もある。また，エリクソンが言ったアイデンティティー拡散症候群もほぼ同じ病態で，大学生の無気力症というものも入学した後，5月病といわれるものも似た病態だと考えられている。ひどい場合は引きこもるが，ひどくない場合はぶらぶらしていると周囲からみられる。出社困難を主体にした逃避型抑うつ（広瀬）は，概念が類似病態として考えられている。ひきこもり

の概念については中核的なひきこもりの青年期を主体に、その後、寛解していく中核的なひきこもり症候群があり、その周りには人格障害があり、スキソイドの性格や回遊性の人格を持ったもの、それから強迫神経症、適応障害、恐怖症、社会恐怖などが中核の周りにある。これは全部ひきこもり症候群であり、そこから除くべきは自閉症、発達遅滞、統合失調症、気分障害という理解になる。医者の役割は非精神病性ひきこもりと考えるか、医者が対処方法を立案しなければいけないグループの病気なのかを識別することにある。統合失調症、うつ病、発達遅滞、自閉症の4つの病気を完全に除外する必要がある。

Q：ひきこもりに関する基本的な心理的特徴は？

それほど多様なひきこもりという現象については、共通項としては、2つの要素が抽出されている。文献的には、1つはスキソイドジレンマといわれているもので、フェアバーンやガントリップが指摘したものである。スキソイドジレンマは、人を求めながら人と親密になることが、相手を破壊してしまうという恐怖が生まれるために、相手から引きこもらざるを得ない心性のことだ、と説明されている。

要するに人と接したくてしょうがないのだが、人と接すると相手を壊してしまうかもしれないというふうに思うと、相手のことはとても大切であるから、それ以上近づいてしまってはいけないので、自分は引き下がらなければいけない。引き下がっていれば相手を守ることができ、自分も守られる。しかし、自分は相手の人に近づきたくて近づきたくて仕方がないのだと思っている。こういう理解がスキソイドメカニズムである。山アラシジレンマという名称もわかりやすい。とげとげしたところに近づくと刺さって痛いのだけれど、でも近づきたくて近づきたくて仕方がない、仲間で群れたくて仕方がないのだという説明する。

もう1つはナルシシズムであり、自分は称賛されるのに足る者だという意識である。病気とは思われていない。思春期の子供たちも皆、「自分は偉いのだ」

と思っているが，だんだん年をとって年を重ねるとナルシシズムよりも自己評価は下がっていき，自分自身の存在は大したことはなく，ついでに存在しているのだという気にもなってくる．しかし青年はみんな大志を抱いているので「自分はすごいんだ」と言葉には出さないが密かに思っていることが多い．これはひきこもりを示す子供だけの特徴ではない．多くの青年は大人よりもずっと自己愛的で，誇大的であり，称賛されたいという欲求を持っている[15]．ナルシシズムはひきこもりに至る大切な要素である．

Q：ひきこもりへの基本的対応の方針は？

　家族に会った時の治療方針は，狩野の論説[17]をふまえ医学的には以下のようにすればよいのではないかと考えている．原則論として非精神病性ひきこもりでは，家族のあるメンバーと親密な関係を持っているような予後良好と考えられる患者さんたちには簡単ではないが，治療らしきものをしないという方向である．積極的な治療をしないということは，周囲を傷つけないことであり，本人も自分も傷つかないようにすることでもある．傷つきを守るための処置をすればよい．そばに寄り添っている家族は大変な思いをしている．でももう少しこのままの状態を維持しようと言わなければならないので「頑張れ．どこも間違っていないから」と肯定的なメッセージを伝える．悪者探しは因果論とも言い換えられるが，ひきこもりの原因さがしをしても1つの原因ではない．もしかしたら，ひきこもりの状態を取る方が当たり前なのかもしれない．なので悪者を探しても仕方がないし，悪者を探しあてても良くはならない．だから常に円環的だと考えて，誰が悪いというのではなく，今をどうしようかということだけをさがしていくことが私が考えている非精神病性ひきこもりへの治療方針である．

　しかし，死にたくなったり，包丁を持ってきたりといろいろなクライシスがあるので，そういう場合，治療者はものすごくお節介になろうと決意している．もし非専門の医師に電話が掛かってきた時に私は専門ではないからと言わず

に，「私は何だかわからないけれどとにかくわけをきかせて」とお節介になって欲しい。専門でない人がクライシスに対処できないということはない。専門家が腕を組んで来診を促して相談している方がよほど役にたたない。非専門の施設に心理の相談が入るということは，それだけクリニックが身近であるということである。プライマリ・ケア医の勲章だと思う。

　そしてひきこもりの二面性，つまり，そばに寄りたくて寄りたくて仕方のない子供たちなんだということを理解して欲しい。ひきこもる子たちは，おとなしくて内向的な子ではない。もし本当に内向的な子だったら，学校の中でちんまり座っている。そうではないから引きこもるほどの大きな行動を取っているわけである。彼らはものすごく積極的であり，行動力である。人と密な話をしたいが，自分の激する気持ちを語りたい，だけど語ると相手を壊してしまうかもしれないから引きこもっていると考えれば，ひきこもりに対しておとなしいとか内向的だとかいう理解は生じない。

　多くのひきこもりは良性の病像であるので，積極的な治療をしないために非専門のクリニックにその子たちが居る時間を5分間だけ割いてあげてほしい。時間が長くなると，またひきこもりの子たちのナルシシズムが増大し，治療者を独占しはじめる。5分で区切り「また来なさい」と言ってあげてほしい。でもクリニックに来ることは何も悪いことではないし，時にはゲームなどの話をしてあげて欲しい。そして，そういうことが治療ではないなどとは思わないで欲しい。そういうことは立派な治療だと著者は思っている。来診する子たちは一時的な居場所だと思っている。昼夜逆転の生活をまず直さなければいけないとか，いろいろと病気の要素となることを考えたくなる。良くなるときは小さなキッカケから大きく変化していくので，小さな目標を作ることは良いが，これを治しさえすればひきこもりはよくなるという因果的思考を持つことは間違っていると考えている。

24. 心身症におけるストレス

症例：48歳の女性，主婦

御主人は大手企業の部長さんでとても忙しい。息子も受験勉強が忙しい。その折夫の母親が脳卒中で倒れた。急性期を過ぎリハビリが終わり彼女は在宅で世話をすることを決めた。御主人は絶対大変だからといってあまり賛成ではなかったが，彼女の熱心さに押し切られる形で在宅介護を始めた。ホームヘルパーさんをはじめとする支援の人たちの出入りが始まった。彼女は夢中になって世話をした。手をかけていくとあるところまでは面白いように回復していった。少しでも彼女が手をぬくとたちまち母親の病態は悪化してしまう。そのうち憑かれるように母親の介護を一生懸命やるようになった。

あるとき彼女の風邪が長引いたのをきっかけに尿に蛋白がたくさん出るようになり血圧も高くなり入院しなくてはならなくなった。そのとき彼女は絶対に入院できないと拒んだ。そして担当医がお母さんの介護が大変なので休養も兼ねてと勧めたが介護は楽しみであり，母親の介護は大変ではないと否定していた。

Q：症例の評価は？

介護が心理的ストレスになっていることは客観的にはあきらかなのに本人だけがストレスであると認めないという状況である。一般的にはストレスが加わりついには不適応に至るというスタイルである。本症例のように過剰適応という適応障害の形もある。過剰適応は心身症発症の理解には大事な要素になっていると考えられている。過剰適応は時に不適応と似てみえることがある。ちょうどよく適応することは難しい。

Q：心身医学における心理的ストレスのとらえ方は？

　心理的ストレスの蓄積とからだの病気についての連鎖性を指摘したのはホームズらによって行われた人生危機マグニチュードと健康変化との関係についての報告である。ホームズらによれば1年間の生活変化単位が大きいものは小さいものに比し健康変化をともなうものが有意に多いことを指摘した。この知見は心理的ストレスと現在の生活習慣病を含めた心身症周辺疾患との一元的因果性を示唆した先見的な調査である。

　アメリカ精神医学会はDSM-Ⅲの診断基準以来心身症病態を「身体的疾患に影響を与えている心理的要因」と読み替えて規定している。診断基準の項目としては一般身体疾患が存在していることを前提とし，心理的要因が一般の身体疾患に好ましくない影響を与えていることとした。現在ある身体疾病へ心理的ストレスが好ましくない影響の与え方にはいくつかの形がある。最新版のDSM-Ⅳ-TRでは心理的要因と身体疾患の発現悪化または回復の遅れの間に時間的関連がある場合，心理的要因が身体疾患の治療を妨げている場合，心理的要因がその人の健康に危険を生じさせている場合そしてストレス関連の生理学的反応が身体疾患の症状を誘発させたり増悪させたりする場合などが挙げられている。すなわち精神障害を生じる中で心的外傷後ストレス障害（PTSD）とともに診断基準の中で心理的要因の関与を条件として明確にしている点を全体の精神障害の診断基準からみると特異な病態であると位置付けられる。この基準によれば心身症病態は，心理的ストレスを原因とする因果律のもとに，心身一元論的に規程されている。

　日本における心身医療は，医療を求める側のニーズにより心理的サポートを提供することとなり，心身を二分し二元論に立脚し，臨床実践していると考えられる。したがって効果評価も日本においては健康度や快適さなどの指標が多く用いられることとなり，このことは心身相関に立脚しない二元論的方向に移行しつつあることを示唆していると考えられる。

　心身医学が本来目指した身体医学における心理社会的ストレスへの介入への

期待は病自体への効果というよりクライアントの心理的安心へと変化している。病めるものの側からも心身一元論的効果すなわち心理的アプローチによる延命効果やガン自然退縮などの直接効果は求められなくなりつつあると考えられる。以上より日本における心身医療は，医療を求める側のニーズにより心理的サポートを提供することとなり，心身を二分し二元論に立脚し，臨床実践していると考えられる。したがって効果評価も日本においては健康度や快適さなどの指標が多く用いられることとなり，このことは心身相関に立脚しない二元論的方向に移行しつつあることを示唆していると考えられる。

Q：ストレスの心理的意味

視点を変えて患者にとってのストレス関連疾患と診断される意味について考えてみる。ストレス関連疾患は環境要因によって発症にいたる病気と規定できると考えられる。すなわち原因を単純化し自らと環境に二分して考えるとすれば，ストレス因性ということは，自他と単純に二分化した場合，自らの責任によらないで他者からの刺激で発症増悪する病気と言い換えることができる。これは筆者が指摘した不定愁訴に悩まされ続けているものに与える自律神経失調症の診断の意味と同様であり，一部に慢性疲労症候群という診断が無意識に誤って慢性に疲労する病気への診断として使用された背景をなしていると考えられる。したがって病を持っているものが病気に心理的要因が関連していないと考えているとき，ストレスによる病気という診断や自律神経失調症という病名は受け入れやすい病名となる。しかし病気の原因を自他と二分化して考えたとき心身症や神経症との診断は自己に責任の所在があるとすることになるので抵抗を感じる病名となることになる。このように病気の診断には病の者が考える病態と治す役割を担当するものが適当と考える病態には違いがあることがわかる。バリントは病める者が考える病名を自家製の病気と呼び，医師がつける病名を医家性の病気とよび，因果論的考えに医師と患者では違いがあることを指摘している。ストレスという言葉が持つ臨床的なひとつの意味である。

Q：ストレスへの介入の有効性の是非について

それまでの多くの心身医学業績を踏まえ，2001年のアメリカ心身医学会で器質疾患に対する心理社会的介入の有効性の有無についてディベートが行われた。身体疾患に心理社会的介入は臨床的な転帰を改善するか？　というディベート企画がMarkovitz, J.によってなされた。

肯定的立場からWilliamsとSchneidermanが23本の原著を参考に論じた。Williamsは高血圧症と虚血性心疾患を例に挙げ多くのエビデンスにささえられ疾病の予後や転帰に貢献していると論じた。SchneidermanはHIV感染や悪性腫瘍を例にし経過や予後に直接影響すると述べた。さらにSchneidermanは自らのレビューの中でも心理社会的介入は病気を持った患者のQOLを改善するのに有効であることを示している。

否定的立場としてRelman, A.S.とAngell, M.が論じた。Relmanは12本の疫学的に心理的要素と疾病を論じた論文を評価し，両者の関連を示唆するエビデンスはないと論じた。Angellは原因と結果の区別に誤りやバイアスの処理の問題などを指摘し有効性を認識するには証拠不十分だとした。

Q：ストレスへの介入は有効であるか？

心身症およびその周辺疾患に関する多くの研究では，心理社会的ストレスは，病気の発生や増悪に大きく影響すると結論した。そして，ストレス関連疾患に対する心理社会的ストレスへの治療的介入を行った場合，多く有効である。

また心筋梗塞発生後のタイプA行動の修正については，カウンセリング施行した群としない群に分け追跡調査したところ，タイプA行動の修正は急性心筋梗塞の予防に効果的であることが明らかになっている。しかし虚血性心疾患に総じて有効なことが結論されているわけではない。たとえば無症候性心筋梗塞やいまだ心筋梗塞にいたっていない狭心症への介入の成功率は低いことも報告されている。予防の成功率の低い理由としては行動変容に対するモチベーショ

ンの低下が大きい要因と考えられている。

さらに心理社会的介入が転帰を改善する代表的サンプルとしては，心理的ストレスが増すと不整脈が増加し，ストレスを緩和する介入を行うと不整脈が減少することが観察されている。メカニズムとしては交感神経活動の介在が予測されている。したがってこの心身相関は自律神経系を介して連鎖していることになる。

さて Karasek は働くヒトの健康を守るために作業と疾病の関係を明らかにするために，仕事の要求度（デマンド）と裁量の自由度（コントロール）によって決定されるという理論を提出した。1981 年にはデマンドコントロールモデルの実証研究が心筋梗塞の発症数をパラメーターに行われ，デマンドに対してコントロールが有効であることを示した。さらに Johnson は 3 次元デマンド・コントロール・モデルとして仕事の要求度（デマンド）と裁量の自由度（コントロール）に社会的援助（ソーシャル・サポート）を加えソーシャル・ネットワークの重要性を示唆した。

さらに，心身症的器質疾患，たとえば虚血性心疾患をモデルにしたデマンドコントロールモデルでは，心理社会的ストレスに対するソーシャルサポートの多い群では少ない群に比し疾病の発生頻度が減少することが示されている。介入として心理面からソーシャルサポートを行うことは頻度および転帰を改善することを指摘している。さらに虚血性心疾患に対するソーシャルサポートについては社会的孤立とソーシャルサポートの減少は虚血性心疾患の頻度の増加と転帰の不良と関連しているとも報告されており，ソーシャルサポートの疾病自体への貢献を支持している。

Q：ストレスへの介入は無効であるか？

心身医学を基盤に心身医療を実践していく場合，対象患者の何らかの臨床的改善を求めて心理社会的ストレスやその反応に治療的介入を行う。改善の多くは，現在ある症状が軽快するというアウトカムをとらえることが普通であり，

症状の軽快をもって良しとしてしまい，疾病自体の治療に有効かどうかの確認はせずじまいに終わってしまうこともしばしばである。

心身症的機能障害に対して心理面からの治療が疾病自体の改善を示すかどうかという点については，ストレス関連疾患よりは転帰はやや不安定となってくる。たとえば，神経性過食症の転帰をメタ分析した調査では，患者対象の研究では治療することで予後はよくなるが，疫学的研究では治療的介入は予後に関係しないことを明らかにした。このことは病院へ受診し治療意欲のある患者に心理社会的ストレスなどへの心理的治療による介入は有用であったとされる結果を示している。

すなわち心理社会的ストレスが関係している病態であるにもかかわらず，心理面からの治療介入が心身症的病態に関して必ずしも有効でなく，治療に対する動機づけが必須であることが示唆している。これは心身症病態が悪性腫瘍などと違って早期発見早期治療だけでは治癒率を向上させることができないことを示唆している。

しかし一方で，積極的に治療的介入の疾病自体への改善をサポートしないとするデータも存在する。心理社会的介入は転帰を改善しないとする代表的文献としては，Goodwin らは転移性乳ガン 235 例に対する対照研究のソーシャルサポートの生命予後に関する効果の検討のなかで心理的快適さは提供できたが，生命予後は変わらなかったと結論している。これは，Engel が提唱した生物心理社会モデルが基盤にした一般システム理論の生物学的システムと心理学的システム間のシステムの移動を否定する立場の論文と位置づけられる。アメリカでの心身医学専門医は，たとえば移植において心を平静に保てば移植自体によい影響を及ぼすことができるという願いを否定する内容といえる。心身医学はやはり二元論的で，生物学的なものと心理的なものとは 2 つに分けて考えたほうがよいという立場を支持していることになる。臨床医学も一般的にいう科学であるという立場からすると Goodwin の述べているように心身の 2 つの一見関係が期待できる心身相関も生命的治療効果としては無関係であるという結果は好都合ということになる。しかし心身医学を志し，心身医療は医療を受けるも

のの心だけの満足を得るためのものならず，医療を受けるものを苦しめる主な要因となった病気そのものを治癒に向かわせるというものであってほしいという願いがある。しかし残念なことには必ずしも身体医学の普遍の原則として穏やかな気持ちがからだによい影響を及ぼすという常識的な考えは断じることはできないことになる。

25. 包括モデルは難治心身症治療モデル

> **症例：58歳の男性，会社員**
> 　主訴は耳鳴りを伴った不眠で，耳鼻咽喉科を経て心療内科に紹介来院した。それまでスポーツマンであり病気を知らず健康であった。去年の秋から仕事が忙しくなり，生活が不規則になってきた頃から耳鳴りがするのに気がついた。疲れていたのでそれまで横になるとすぐに入眠していたが，耳鳴りが気になりだしてからなかなか寝付けなくなってきた。寝付けないで暗い中起きていると，ますます耳鳴りが気になるようになってきた。耳鳴りはだんだんひどくなっているように感じ耐え難かったので耳鼻咽喉科に辛い旨を訴えた。日常で仕事が少し落ち着いてきた今年の2月頃，耳鳴りの状態が夕方になるとひどくなり，寝るときは目がさめるくらいにひどい耳鳴りが持続するようになってきた。耳鼻科では聴力検査をし，聴力は正常であったため，ATPとビタミンB_{12}が処方されたが効果が認められなかったため中断した。耳鼻科的には対処の方法がこれ以上ないといわれ，精神的にも落ち込み，食欲も落ち元気がなくなってきたため，精神的な影響があると患者自身が考えて来院した。

Q：難治な症例の見立ては？

　耳鳴りというよりは頭鳴という状態であり，耳鼻科的には末梢神経の機能改善を目指す薬剤を与える以外戦略がない状態である。耳鳴りは周りが静かになると症状が増強し，昼間の耳鳴りは軽いが夜になるとひどくなると訴えているため，深い睡眠が得られれば症状は軽快すると考え，十分な睡眠を治療の目標とした戦略に入った。さらに夕方になると耳鳴りがまた強くなると思うと落ち込んでしまうと訴えた。そこで，うつ状態が加味されたと考え，抗うつ薬と睡眠導入薬を用いた。症状を消去しようとして対処すれば，患者に「この耳鳴り

は治らない。」といわばお手上げの結果通告を伝える以外に方法はない状況と考えられる。

しかし，不安や抑うつが身体の痛みとして表現され，強くなったりすることがあると考え，これらを低減すれば，治らなかった身体の症状が軽くなるという作業仮説を立てた。

Q：心身医学的な治療法の枠組みについて

心身医学的治療法として知られているものは多い。内視鏡で心理的ストレスによって誘発されたと考えられる活動性の消化性潰瘍が発見されると，たとえ心理的要因が原因として有力であったとしても，医学は心身相関には注目せず身体面からの治療としてのプロトンポンプ・インヒビターやH2ブロッカーなどの胃粘膜のみに作用する抗潰瘍薬の使用を標準とする。心理的因子によって誘発された気管支喘息の発作でもキサンチン誘導体やベータ―刺激薬などの気管支拡張をさせるだけの薬の投与を選択する。一般医学における心身医学的心理治療では，まず身体的治療によって身体症状を軽減した上で，徐々に心理面からの治療を加えていく場合や，身体面への治療を中核とし，心理的アプローチが補助的な意味を持つ場合が多く，心理的に見ればきわめて表層的である。

さて心身医学的治療は，身体へ働きかける要素の強いものと，心へ働きかける要素の強いものとに分けることができる。身体への代表的な接近法は，自律訓練法や運動療法があげられ，心への治療の代表はカウンセリングや精神分析的精神療法があげられる。心身医学的治療の特徴はいずれも心身両面への作動性を有しているという点である。たとえば，向精神薬による薬物療法は心身両面への作動性を有している。抗不安薬を例にあげれば，筋弛緩作用は身体面へ，抗不安作用は心理面へと作用する。この身体的治療や心理的治療の組み合わせは，個々の症例に応じ，病気のステージに応じ判断しなければならないため，標準治療手順のような方法は組みにくい。このような身体面への治療に，要因となった心理的問題へ向精神薬による薬物治療を加えることがもっとも入門的

な心身医学的治療である。ここで述べた心身医学的治療は，医療の大部分を占めるプライマリケアでの外来診療における一般的な心身医療的治療組み立てとなる。

入門からやや専門化した心身医学的治療では，一般的には抗不安薬や抗うつ薬などによる薬物療法に一般心理療法といわれている心理的接近を併用する。一般心理療法とは，支持，再教育などの対応を中心に，心理治療を専門にしない医師が日常診療の範囲で行いうるもので，技法としては患者の述べる話に関心を持って聞く程度の治療関係を指した治療法とする。転移・逆転移などの治療者・患者相互の関係性を意識する専門的な心理的治療でないもののことである。

さらに上級の心療内科などで行われる心理療法的接近については精神分析的精神療法，カウンセリングなどの治療法があるが，治療操作などに習熟を要する。したがって医学における一般的治療では用いることができない治療法となってしまった。つまり，現実には心身医学的治療は一般的内科治療に浸透するのではなく，心療内科臨床の専門化の方向へ移行していってしまった。

Q：心身医学的治療理論としてのコントロール・モデルとは

コントロール・モデルによる心身医学的治療は，外から患者へ入力を与え治療しようとする他者制御から出発し，最終的には自分で自分を制御するセルフ・コントロールへと，治療の主体を移動させていくことが基本となっていく[2]。これは，親が幼児期にあるこどもを育て，やがてこどもが青年期を迎えるまで育て続けていくときに，当初は生活全般万事につけて指示し，具体的行動をも支配しているが，こどもの発達に従って子供の自主性を重んじた援助に変化していくのと同様である。このような視点から心身医学的治療における薬物療法について考えてみると，心身症では心理的問題は表出しにくい失感情的傾向を有しているのに加え，薬物の使用によりかろうじて表出した不安や緊張をもコントロールしてしまう。このことにより，心身症治療の出発点である心身相関

理解や心理的メカニズムの解明を，治療者，患者双方が困難にする方向に助長してしまう危険性を有している。さらに時間の節約という大義名分に隠れて，患者自身の支援治癒力を妨げていることにもなりかねないので，薬物による治療を行うにあたっては心理的側面への影響を十分に配慮することが求められる[3]。

心身症の周辺疾患を治療するにあたっては，治療経過の流れの概要を識別する必要がある。心身症の周辺疾患は基本的には急性の経過となる疾病ではなく慢性の経過をとる疾患であるという理解が必要である。ここでいう急性疾病でないという病態理解は，たとえばパニック障害において1回のパニック発作は過換気症候群などのように急性に発症し，数十分後に寛解する急性病態である。しかしパニック発作を繰り返すパニック障害は徐々に軽快するか徐々に増悪するいわば慢性の経過をとるという意味である。心身症治療の流れを薬物投与を中心に述べるとすれば，初期には定期服薬による他者制御を行い，中間期には徐々にセルフ・コントロールを加えていき，服薬も不定期な服薬で症状コントロールが可能になっていく。

さらに段階が進むと，薬物は頓用服薬のみで，症状コントロールは可能となり，医療下での自己制御可能な段階になる。そして終結段階としては治療者の介入無しに日常生活場面でのコントロールができるようになるということである。漫然とした長期の薬物投与は他者制御から自己制御への移行を阻んでいることになるので慎まなければならない。したがって自己制御ももともと指向している治療法である心理療法を併用することは，自己制御を目的とする方法に適した治療である。構造化されていない外来診療における心理的治療の初期段階においては，再教育的アプローチすなわち他者制御的に行い，治療が進むと洞察をめざし，繰り返し自分が指向した修正された行動や指向を徐々に自己制

表60　心身症のコントロールモデル

他者制御 ———————	自者制御
定期服薬 ———————	機会使用
定期的構造化面接 ——	不定期な短期間での外来診療

御できるように援助していく。したがって薬物治療であれ，心理的治療であれ，心身症の治療理論としては自己制御へ向けていく点は同様である。

Q：心身医学的治療理論としての多次元モデルとは

　一般医学において心身医学的治療を実践するためには，ヒトを生物学的理解に基づいてだけアプローチする方法を変換しなければならない。評価における変換の方向は，多次元的評価モデルである。臨床各科において心身医学的評価の第一歩は，生物・心理・社会の三次元評価である。すべての患者は，常識として身体的問題と同様に多く心理的ならびに社会的問題を有している。ここでいう心理的問題とは，不安や抑うつなどの心理状態，治療への期待や不安，精神疾患の既往などのことである。そして社会的問題とは，職業，家族，住居，経済上の問題，現在の健康状態が仕事や家計に及ぼす影響などのことである。これら心理・社会的問題は，医療の現場では解決不可能なことも多いため，問われることすらないことがほとんどである。しかし，問題として抽出するだけでも治療的には意味がある場合が少なからずあるので，多次元で評価を行う必要がある。

　現代の一般および先進の医療では，これらの多次元的評価すら行われていない。社会的評価が必要な臨床例としては，日給で支払われる自営的色彩の強い職人と，大企業の休業保障が万全な会社員の社会的背景の相違によって，通院方法の選択や入院期間の設定が異なる。心身医学的治療実践の初期段階ではまずこの多次元モデル[2]による評価を行うことになる。

　しかし現実の患者の示す病態では，身体・心理・社会にまたがる問題が相互に影響し合っていることが多い。心身にまたがる問題は，相互に影響し合っており，一体化し症状を形成しているため，次元を完全に3つに分割することはできない。

　三次元モデルに分割できないという問題を解決するため，心身相関というとらえ方を追加することによってより個人の困っていることを適切に現すことが

```
←―――― 心理・社会的 ――――→
                    ←―――――― 生物・医学的 ――――――→

地球 ↔ 文化圏 ↔ 国家 ↔ 共同体 ↔ 家族 ↔ 二人系 ↔ 個人 ↔ 神経系 ↔ 器官 ↔ 組織 ↔ 細胞 ↔ 分子 ↔ 原子
```

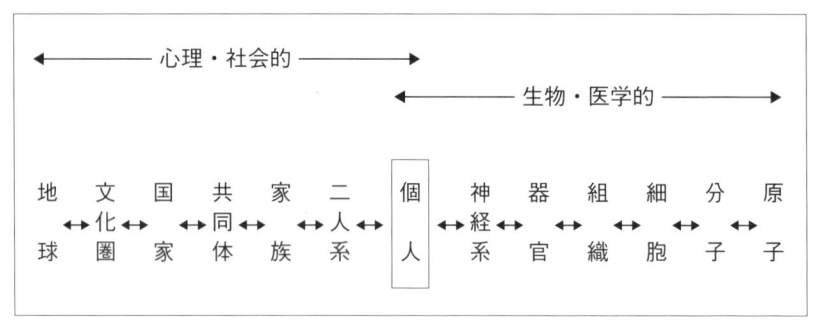

図16　エンゲルの生物・心理・社会モデル

できるモデルが完成していく。三次元モデルに心身相関を加えたモデルを心身医学モデルという。心身医学モデルはより現実的に存在している葛藤に近づいていった。心身医学モデルは，身体・心理・社会の相互に分割した多次元のモデルに加え，相互の関連を付加したモデルのことである。心身医学モデルの基礎はEngelのシステムモデルである。Engel[2]は，一般システム理論に立脚し，身体的問題と心理・社会的問題を患者個人（person）というシステムレベルで連続させて考えうることを示した。

　この理論の基礎をなすものは，システムの階層性である。システムの階層性は，身体的にはヒト（person）を器官，組織，細胞，細胞内小器官，分子，原子とレベルをより小単位にしていく。

　臨床医学の発展は分子生物学の時代に入って細分化によって支えられており，現代医学では疾病をより小単位のレベルの病理を明らかにする努力が払われている。内科学を代表する身体医学は，問題を細分化することによって病気のメカニズムを理解しようとした。一方，心理・社会的側面は医師と患者という2人系から，家族，親戚，町，地方，国家，文化圏さらに地球，宇宙へとより大きい単位のレベルへ広げて理解しようとする方向性を持った。もっとも臨床医学で扱われるのはせいぜい家族や職場どまりのシステムである。これら2つのシステムの階層は，患者個人（person）を接点にすれば，生物医学的ヒエラルキーと心理社会的ヒエラルキーを結びつけることができる。この考え方は日本の心身医学に浸透し，心身相関理解の基礎をなしている。また，池見[3]は，

Engel のモデルからさらに,生物・行動・心理・社会・生命倫理モデルを提案し,それぞれの次元の相互媒介的な複合モデルを示し,概念を発展させた。しかし次元のキーワードは増えたが,次元間の相互関連性については Engel 以上の発展は現在まで構成できていない。

Q：心身医学的治療理論としての成長モデルとは

　心身医学的治療における症状のとらえ方と治療理論は,石川が整理した「信号と象徴の原理」が Engel 以降発展を示さなかった次元間の相互関連性について説明している。

　診療現場では心身医学に限らずどの領域であれ常に患者の愁訴をとらえるところから始まるが,心療内科においては,一般診療科におけるよりも,訴えられた症状を以下に述べる2方向から把握するよう試みることで患者理解が容易になるとした。ここでいう2方向の1つは,従来から一般診療で行っている客観的な信号としての側面で,医師や患者自身に病気の所在を知らせたり軽快の目安としたりするものである。風邪を引いたとき咽頭が痛いことを訴え,病気の場所が扁桃であることを医師に伝えたり,体温が徐々に下がってくることで扁桃腺炎が軽快してくることを医師および患者が知る指標になることがこの例にあたる。

　症状にはもう1つの方向がある。それは象徴的な側面で,心身医学や力動的精神医学が用いる評価法である。一般医学の中では,症状の信号としての意味が強調されている。しかし,症状を象徴的な意味を含めて理解すると,意味のないように思える愁訴が意味のある1つのまとまりとしてみえてくることがあ

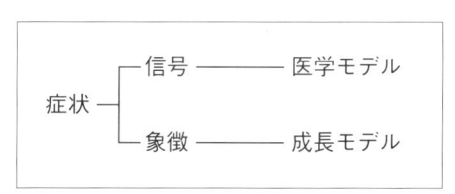

```
症状 ┬─ 信号 ──── 医学モデル
     └─ 象徴 ──── 成長モデル
```

図17　信号と象徴の原理

る。たとえば客観的な所見のない動悸は試験に対する恐怖の気持ちの表れであることがわかる場合があり，不眠は1人ぼっちの寂しさを表していることもある。また，不定な多愁訴は求病行動として，治療者と患者との関係を保持しようとするための行為としてとらえることができる場合もある。すなわち心身医療では信号的側面に，象徴的側面を加味して症状をとらえることによって患者の病態に関する心身の連鎖性への理解はより進んだ段階となっていく。すなわち，象徴の背景となる次元の2人系，家族，職場，さらに国家的なものまで変化させていけば，身体と心理的世界の連鎖性が明らかになっていくこととなる。石川は多次元の連鎖性を解釈し，理解するモデルのことを象徴と呼んだと考えられる。

次に治療のモデルであるが，一般の医療で取り扱う患者の多くは，患者の苦痛をとらえ原因を明らかにし，それを除去するという身体医学で用いている「医療モデル」で十分治療できる。たとえば，熱があって膠原病が原因かもしれないと考えたとする。発熱は症状が発した信号ととらえる。すなわち，患者によって発熱，身体や関節の痛み，臨床所見などのいろいろな症状が示されるが，これらから症状を組み立ててどの病気にあたるかを評価する。これは患者の訴えを身体の異変の信号であると考え，病気の診断および治療へと役立てるために組み立てていく様式で内科学の中の診断学にあたる部分である。

訴えに対応するためには，内科診断学をベースにした症状の信号性だけをみていたのでは患者の訴えを理解できない。たとえば，治療者が発熱という信号をキャッチすると発熱を消去するための処置を施し，どこが痛いという信号が発せられた場合，訴えの信号を消去するための手段，たとえば消炎鎮痛薬などの薬剤を用いる。しかし患者が心理的症状を持っている状態を治すときの戦略は2通りある。1つは心理的症状を消失させることである。もう1つは，心理的症状があっても日常の生活ができるようにするという戦略をとることである。前者を選ばなければいけない場合は，たとえば不眠を訴えた患者に対し，ひたすらより強い睡眠導入剤を重ねていかなければならないことになる。不安には，強い抗不安薬を投与し続けなくてはならないことになるであろう。ほと

んどの患者はこの「医療モデル」に従っての治療を期待し，治療施設を訪れるからである．

　具体的な方略としては，抗うつ薬や抗不安薬，さらにカウンセリングや精神分析的精神療法などの心理面からのアプローチによって症状を消去することができたり軽減できたりする．心身医学的治療理論の段階でいえば，多次元モデルということになる．しかし症状の象徴的な意味をとらえ，さらに生活史の背景をふまえ，生活面における行動を修正し，病状が発現していることを媒介に，より前向きな生き方，すなわちよりよい自己の実現を促す「成長モデル」としてのアプローチを治療展開として持つことは第2の有力な方略である．すなわち，心身の連鎖性をもとらえた心身医学モデルに立脚した治療理論を展開したといえる．

　たとえば不眠・頭痛などの症状が出現している患者に対して，行動パターンの分析をしてみると，仕事への過剰適応が連鎖していることが理解され，それは幼少時アルコール依存であった父親への怒りに根ざしていることが推測されたとしよう．患者は治療者から生活パターンの変更を指示され，家族の団欒や子どもと一緒に遊ぶことに努力するようになる．その結果，症状はまだ軽く残ってはいるが，会社中心だけの生活しかできない状態から，会社の仕事も家族との生活を楽しむこともできる，以前に比べてより豊かな生き方のできる人間に自分が変化していることに気づいていく．この過程は単に治療者が症状を消失させるためのアプローチというよりも，患者自身が自分を苦しめている症状を媒介として生き方を変換し，変化していく自分を促すものであった．このような治療の流れが「成長モデル」である．多次元モデルとして分割され，理解されたものが，患者の個人のパーソンシステムでの統合にとどまるもののシステム論的に心身の問題が連鎖していることがわかる．

　心身医学的治療理論としての信号と象徴の原理は，「医学モデル」から「成長モデル」への治療的発展を明示したといえる．

Q：新しい心身医学的治療理論としての包括モデルとは

次に筆者は石川が考案したシステムをより上位のシステムに移動させながら、心身相関を象徴として認識し、治療に変換していく成長モデルとは異なり、システムの移動なしに患者の病的部分を自己コントロール下に置くことを目的にした治療法を構築していく。心身にわたる症状を治していくには特別な場合を除き、いくら原因を確かめても治療戦略が生まれてこない。むしろ今ある症状のため、心理的な症状に支配されているのか、不安なのか、ドキドキしているのか、眠れないのか、気分が沈んでいるのか、それとも錯乱しそうな感じなのかなど今ある状態をより的確に把握した方が、症状を軽減させるための治療戦略は立ちやすい。

そこで、患者の苦痛について複雑な成り立ちであるという前提で石川が考えた因果論的象徴的理解は行わないこととした。症状と心理的背景の因果的関係はわかるにこしたことはないが、心身症では神経症以上に抑圧の防衛が完全であるので意識された世界や前意識に踏み込むことができたとしても症状を形成するに至った心理的エピソードが想起される可能性は薄い。こう考え膨大な生活歴や詳細な現病歴の聴取によって得ようとしていた因果論的理解を捨てることとした。因果論的理解を放棄することによって心療内科的問診といわれる工

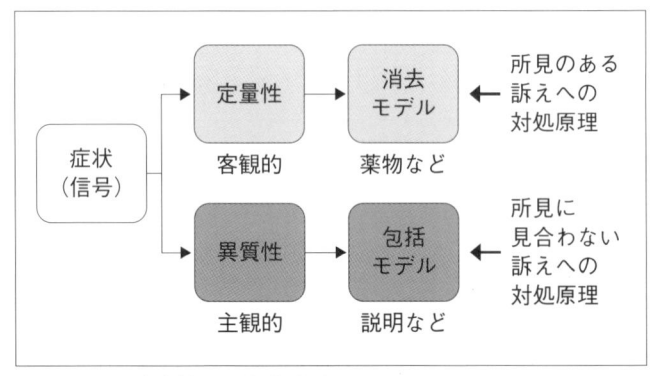

図18 心理的症状への治療戦略

夫された聞きだしによってなぜこの症状が訴えられたかを治療者が理解する努力をしなくてもよいことになる。訴えを除去しうることを目的にしないので訴えの詳細も徹底して理解しないでよいことになる。もちろん訴えの詳細を理解する方がよいことはいうまでもないが訴えを詳細に徹底して理解するには相応の時間と労力と技術を要してしまう。この評価に使う膨大なエネルギーと技術をすべて治療に向けることはできないかという発想である。しかし心身症の無意識での葛藤の水準は神経症よりもはるかに深いものと考えられている。わかりにくいならばわからずに治療することはできないかという発想である。さらにたとえわかることができたとしてもどうにもできないほど深刻で決定的な抑圧された葛藤である可能性が高いのであればわかろうとせずに治療した方がいいのではないかという発想である。たとえばどうしてなるのかはわからないけれど出現した不安や不眠を持ちながら日常生活の中で慣れていくという戦略を工夫してはどうか。つまり症状を持ちながら症状のある自分をセルフコントロールすることによって社会的に活動することを可能にすることはできないかと考えた。そこで出現している症状を直接扱わずその症状の出現によって強く影響を受けている症状を同定するように努力する。この症状の同定に要するエネルギーは抑圧された症状によって影響されるいわば二次的過程なのでこの過程は無意識に抑圧されてはいないと考えられるので同定しやすい。そしてもっとも現在の患者のエネルギーを奪っている症状を抽出する。そして訴えとなっている症状を包括するようにもっとも影響のあると同定した症状を緩和することによって症状に支配された患者のクオリティーを上げようとする戦略を理論的に想定した。

　本来の訴えとなっている症状は治療者にとっても患者にとっても扱い難いどうにもならない異質なものと考え直接対処することを諦めてしまう。もちろん同質なものとしてある程度対処して軽快してしまう場合は包括モデルを用いる必要はない。アウトカムが無効であったときの対処理論である。症状は異質なもので対処できないので，もしくは対処できないほどのものであるので直接の対処を諦め，対処可能な別に同定した症状に対処し，患者自身の病的状態を包

み込んでしまおうとするやり方である．この対処の方法を包括モデルと私が命名した以降新しい治療モデルとして提唱している．つまり所見に見合わない訴えへの対処には，症状の持っている主観的違和感に対して主観性の除去を目的にするのではなく，その症状に影響を受けている症状で現在のコンディションをもっとも落としている症状に対処し患者の全体像を良くしていこうとする考え方である．

おわりに

こころとからだの狭間から得た治療観

　私が所属している東邦大学医学部の教育目標は，深い医の倫理観と人間愛を身につけることを掲げている．医学教育における教育目標設定にあたっても，認知，精神運動領域以外に情意領域の習得を目標とする重要性を指摘している．さらに井村はサイエンス，アートとともに，ヒューマニティの3つが医師に求められていると述べている．また中村は「科学の知」に対比して唯一無二の存在である個人の重要性を認識し，「臨床の知」という言葉を創出した．このように医療では倫理，ヒューマニティ，情意といった科学的でないものが不可欠であると認識されている．終わるにあたり，こころとからだの狭間の医療に20数年かかわってきた中で，科学的でない自分なりの到達点について述べる．

●到達できないもの

　近代医学の心身に関する問題はデカルトの方法序説以来二元論を是とし発展を遂げてきた．その結果身体医学においては，感染症，虚血性心疾患，脳血管障害そして早期がんの治療と次々と成果をあげてきた．一方精神面においても，脳内伝達物質へのアプローチによって精神疾患の症状軽減に大きく貢献した．すなわち心身両面にわたり科学的な治療戦略によって現代の医学が確立してきた．

　一方，現在の医学を支えている物質中心の科学の叡智では克服できていない領域も明らかになってきた．身近なところでは治癒を目的とすることができない脳血管障害慢性期の在宅でのケア，切除不能な進行ガンに対する緩和ケア，社会問題になっている青少年の反社会的行動，そして物質使用障害としてまとめられている薬物の依存，乱用，そして私が臨床でかかわっている心身症などがあげられる．中核的な心身症についていえば，治癒を目指した科学という視

点ではほとんど成果をあげられていない．

●倫理的ジレンマ

　まず科学的でない部分の到達点の1つとして，心身症治療における倫理的ジレンマがある．すなわち心療内科の現場においては，目の前にいる患者個人の利益を優先する立場と，将来の多数の患者の利益を優先する立場がある．ヒトを対象とする医学研究の倫理的原則を定めた修正ヘルシンキ宣言では医学の進歩は最終的にはヒトを対象とする試験に一部依存せざるを得ないとしながらも，このジレンマに対して被験者の不利益に対する配慮が科学的および社会的利益よりも優先しなければならないことを明確にしている．私はこれまで教室の仕事として抗不安薬，睡眠導入薬や，抗うつ薬など22件の二重盲験の開発治験に参画した．しかし，当時の臨床治験の姿勢は現在の修正ヘルシンキ宣言と意識を異にし，同意の手続きにおいて医療よりも医学を優先させていたように感じている．そして新GCPが規定された以降も手続きは整備されたが，実施にあたって治療する側の倫理意識は現在もさほど変わっていないように思われてならない．身近な例では，抗うつ薬の新薬治験に際して，うつ病治療の初期には十分な休養とともに，自らの仕事や生活を変化させる決断を先延ばしにするよう指導することを原則とする．しかし，抗うつ薬の治験においては判断を先延ばしにするという治療的原則に反して手続き上，同意などの契約書にサインするという決断を必ず強いることとなる．うつ病患者における同意契約は，私には医学優先としか思えない．またボランティアに対する与薬であっても，目の前の患者に全知全能をかけて治療を行うという私の治療姿勢からは，なしてはならない行為と位置づけられる．

　したがって現在，私の周辺で動いていた抗うつ薬などの臨床治験は残念ながら修正ヘルシンキ宣言の精神に基づいていないと考えられることから私は治験医としては機能せず，発売された新薬を医療現場で使わせていただくこととした．また以前，医学研究として行われた外来の来院患者さんに対するアンケート調査の依頼に対し，ある患者さんはまじめに協力を約してくれた．判断に迷

われる症状を有していたため，簡単なアンケートの選択肢にも解答を迷われ，午前中の診療終了後，5時に外来が終了した後に提出のためかなり遅くまで時間を費やしていている場面に偶然遭遇した．この時に，たとえ医学のための調査であっても患者さんに深い負担を強いていることがあることを思い知った．その後，未知から既知へとの発展を求めることを目的とした調査を手段とする臨床研究であっても，目の前にいる患者個人の利益を優先することを第一としている．以上のような経緯によって，私の医療に関する行為は，受診患者個人の利益を社会的利益や医学的発見よりも絶対的に優先し，医療行為すべてが最大限目の前の患者のためになるように私の全知全能を傾けるということを現在の倫理的到達点として日常の臨床を続けている．

● **治療の手の届かない心身症**

さて私が専門としている心身症は，DSM-Ⅳにおいては「一般身体疾患に影響を与えている心理的要因」と言い換えられている．この病態は心理的問題と一般身体疾患の連鎖が存在し，心理的要因が一般身体疾患に好ましくない影響を与えているものとされている．すなわち心身症はデカルトが考えた心身二元論から外れ，心身を二分化できない狭間にあるといえる．ここでいう心身症とは過敏性腸症候群，過換気症候群，心臓神経症，摂食障害などのことである．心身症の治療は手が及ばないものが少なからずあると感じた経緯は，神経性食欲不振症と診断した20歳の女性の治療経過である．彼女は内的な悩みがあり，家族間にも恵まれない環境を有していた．入院により心理的援助と痩せに対する治療のため，症状は改善していった．少なくとも医学的評価基準によれば，確かに改善を示していた．しかし，心理的な衝動をコントロールできず大量の過食行為を起こしてしまった．その後急性胃拡張となり，腎乳頭壊死を起こし，死亡した．心身両面の治療がうまくいっていた中での治療的敗北であった．心身症の治療は身体面そして心理面からのアプローチでも，治療の手が及ばない症例があると考えるに至った．

心身症に対する心身医学的治療法は，薬物療法と心理治療が主な戦略である．

私はこれまでの治療の工夫の中で，まず内科学における身体面への治療を適用した。しかしこれだけでは十分治療できないことは先人たちの指摘においても明らかであったので，心身医学的治療を応用した。さらに脳波による評価と抗てんかん薬による治療，精神分析的精神療法の適応，抗うつ薬・抗不安薬の精神薬理学的接近と次々と新しい戦略を加えながら，治療不能の心身症への接近を試みようとした。さらに，類似の症候を示す心身症に似て非なる病態が少なくないことを知ったことから再び診断学的検討に戻り，こころとからだの狭間の治療の克服への努力を続けた。現在，私は心身症の治療に関して，応用的な科学的手法として考えられる技法はほぼ身につけつつあるが，それでも治療の手の届かない領域が存在することを認めざるを得ない。

●治療不能な領域への新たな挑戦

　日本心身医学会でのシンポジウムの折，学生時代のソーシャル・サポートがその後に及ぼす影響を調べる目的で，心療内科外来において調査を行った。その結果，心療内科来院患者群は健常コントロール群に比し，病気が進行したり継続しているときに他者に支えられているという感覚が少なかったことがわかった。また心療内科で治療を受けている調査時点では他人に支えられている感じが増加し，支持されている量的感覚は健常者と差が無くなっていることも分かった。すなわち心療内科における治療では治すことが求められていたのではなく，支えられていることが期待されていたという調査結果と考えられた。すなわち患者たちの内省報告では，根治を目指した洞察指向的な心理療法によってでも，正しい診断によって得られたものでもなかった。さらに，厚生労働省精神・神経疾患研究委託費による摂食障害治療状況・予後などに関する調査研究に参加して行った研究の中で，19歳時に過食が出現し，その後1日中過食を続け，家の呼び鈴にも出られない閉じこもりの状態が続くため心療内科を受診した患者の治療経過を検討した。この患者は摂食障害の疫学研究による予後不良を示唆するとされるサインを全て有するケースであった。その後4年半の精神療法を主体とする治療によって過食症状の緩和と社会適応性の改善を認め，

従来から指摘されている予後不良徴候を全てそろえていたにもかかわらず予想外の良好な経過をたどった。本患者の特性を後ろ向き調査で評価し直してみると，母親との信頼関係が崩れていなかったことと，治療グループとの治療的交流が成立維持できた点が他の予後不良な患者たちと違っていた。そこで摂食障害での入院患者62例について予後と入院前の状態の比較を行ったところ，衝動性・操作性のないもの，孤立の無いもの，本人が母親との関係をよいと思っているもの，母親に拒否感の無いもの，治療への動機づけのよいものが予後良好との関連があることが示唆された。すなわち病気の本人を支えるネットワークを有し，ネットワークを利用する能力を持つ時，医学の常識的予測を超えた治療効果を導くことのあることが推測された。

　さらに神経性過食症に対するメタ分析では，治療施設を訪れた患者研究では治療することで予後がよくなることが確かめられたが，病院を訪れない一般住民に対する疫学研究では治療は予後に関係しないという結果が報告された。このことから心療内科を訪れる中でも最も治療が難しいとされている神経性過食症の治療目標点としては，治療への動機付けを高めたり，患者の心的クライシスへの介入や家族・治療者とのソーシャル・サポート・システムを形成することを設定したほうが転帰をよくする治療としてより有効であることを示唆していると考えられた。

●包括モデルへの発展

　このソーシャル・サポート形成を目的とする治療の枠組みについて神経性過食症に対してのみならず，一般的な治療へと普遍化させるためにリエゾン症例を例に考えてみると次のようになる。58歳の男性の症例を例に介入方法を考えてみる。発症および経過は去年の秋に仕事が忙しくなり始めたころより耳鳴がひどくなり耐えがたくなってきた。仕事が少し落ち着いてきた2月頃，耳鳴が夕方になってひどくなり，睡眠中も耳鳴の音で目が覚めるといったひどい耳鳴が持続した。耳鼻科の検査では聴力検査をしたが聴力は正常であり，ATPとビタミンB12が処方されたが効果は認められたかったため治療も中断した。患者

は自分の状態を心身症と考えて来院した。静かな環境での耳鳴の増強が認められるのは当然であるが，深い睡眠が得られれば症状は軽快すると考え，十分な睡眠を治療の目標とした。さらに夕方になると耳鳴がまた強くなると思うと気持ちが沈んでしまうと訴えていた。そこで，うつ状態が加味されたと考え，食欲と睡眠の確保による全身状態の改善を目標として，食欲増強作用のある抗うつ薬と睡眠導入薬を用いた。耳鼻科における診療場面で訴えられていた症状を，病気の場所を教えるだけの信号とだけでとらえて症状を消去することを目的として対処すれば，「この症状を治すことは科学的にはできない。」といわばお手上げという宣告をする以外に方法は作りえない。

しかし，不安や抑うつが身体の痛みとして表現され，耳鳴を強くすることがあると考え，内在化するこころの問題を低減すれば，身体の症状も軽くなるという作業仮説を立てれば対処する方法は存在する。本例においても抑うつ不安に対する対処で耳鳴は軽快した。つまり科学的方法によって症状を消去できない例に対しては，以上のように症状の消去を目的にするより，症状を有する個人の全身の状態を良好にすることを目的としたほうが効果的な場合があり，これを「包括モデル」とした。包括的治療は病因が明らかでない場合でも，またいかなる症状であっても適応できる点が特徴である。

以上現在の私の治療観の到達した点は，倫理的配慮のもと，科学の手の及ばないと考えられる病態に対しては，患者の利益だけを追求する医療行為を行うことが大切であるということと，援助を提供することを目的にした医療がより有効であろうと考えるに至った。私が心身医学を20余年学び蓄積し，到達できたことはこんなに単純なことでしかなかった。

使用文献

1) 中野弘一：心身症．ヘルシー・メモ．NHKサービスセンター，東京，2004，p.1-12．
2) 中野弘一：疼痛性障害．Medicina，39：2121-2123，2002．
3) 中野弘一：心療内科領域におけるめまい．カレントテラピー，21：1050-1053，2003．
4) 中野弘一：冷え症．産婦人科治療，94：767-771，2007．
5) 中野弘一：睡眠導入薬，抗不安薬を適切に使うコツ．レジデントノート，8：387-392，2006．
6) 中野弘一：皮膚疾患における心理的ストレスの対処．日皮会誌，115：2065-2067，2005．
7) 中野弘一：心因性勃起障害の成立機序．日本臨床60（増刊6），439-442，2002．
8) 中野弘一：心因性勃起障害 心理療法．日本臨床60（増刊6），443-446，2002．
9) 中野弘一（分担）：救急疾患．心身医療実践マニュアル（久保千春，編）．文光堂，東京，2003，pp.156-172．
10) 中野弘一（分担）：慢性疲労症候群．今日の診療のためのガイドライン外来診療2005（泉考英，編）．日経メディカル開発，東京，2005，pp.452-454．
11) 中野弘一：不安障害，パニック障害．綜合臨牀55（増刊），1016-1019，2006．
12) 中野弘一：心臓神経症，神経循環無力症．綜合臨牀51，1327-1331，2002．
13) 中野弘一：抑うつ診療のプロセス．JIM，14：18-22，2003．
14) 中野弘一：実際の治療例 Paroxetine．内科，92：681-683，2003．
15) 中野弘一：内科診療における軽症うつ病の診断と治療．臨床精神薬理，6：181-187，2003．
16) 中野弘一，緒形芳久，中野博子：脳血管障害慢性期に生じるうつへの介入．脳と循環，7：143-146，2002．
17) 中野弘一：摂食障害の初期治療 神経性食欲不振症を中心に．思春期学，21：327-330，2003．
18) 中野弘一，金村良治：ダイエット―疾病への発展．臨床栄養，104：388-393，2004．
19) 中野弘一，羽仁真奈実，松崎淳人，他：いわゆる自律神経失調症．JIM，11：632-635，2001．
20) 中野弘一，土屋洋子，森下尚幸：不定愁訴の診断と治療．臨床と研究，78：

2217-2220, 2001.
21) 中野弘一：男子更年期の評価と対処に関して．心身医学, 44：407-413, 2004.
22) 中野弘一：Aging male の心身医学．臨床泌尿器科, 61：21-26, 2007.
23) 中野弘一：男性更年期の心理―発達課題と性役割の変化．ストレスと臨床, 20：6-9, 2004.
24) 中野弘一：中高年男性の不安の評価と介入．綜合臨床, 53：513-518, 2004.
25) 中野弘一：ひきこもりについての心身医学．人間の医学, 37：9-18, 2002.
26) 中野弘一：心身症およびその周辺疾患に対する心理社会的ストレスへの介入の効果評価について．ストレス科学, 18：44-48, 2003.
27) 中野弘一：心身医学的治療草稿．人間総合科学, 4：137-147, 2002.

参考文献

2. 持続する頭痛

1) 石川　中，末松弘之：信号と象徴からみた心身相関．心身医, 25：481, 1985.
2) 中野弘一：慢性疼痛．新 心身医学入門（筒井末春，中野弘一，著）．南山堂，東京，1996, pp.222-227.
3) American Psychiatric Association Diagnostic and Statistical Manual of Mental Disorders, 4th ed, Text Revision, APA, Washington DC, 2000.（高橋三郎，大野裕，染矢俊幸，訳：DSM-Ⅳ-TR 精神疾患の診断・統計マニュアル．医学書院，東京，2002, pp.479-484.）
4) 丸田俊彦：疼痛性障害．臨床精神医学講座 6, 身体表現性障害・心身症（吉松和哉，上島国利，編）．中山書店，東京，1999, pp.175-184.
5) 久保千春，野添新一，外須英夫：慢性疼痛．心身症診断，治療ガイドライン（西間三馨，監修）．協和企画，東京，2002, pp.8-28.
6) Maruta, T., Swanson, D.W., McHardy, M.J.：Three year follow up of patients with chronic pain who were treated in multidisciplinary pain management center. Pain, 33：683-689, 1993.
7) 室津恵三，他：慢性疼痛に対する認知・行動療法的アプローチ．心身医学, 33：683-689, 1993.

3. なかなか止まらないめまい感

1) Daroff, R.B., Carlson, M.D.：Faintness,syncope, dizziness and vertigo. In-Harrison's Priciples of Internal Medicine（eds Braunwald, E., et al）. 15th ed.,

McGrow-Hill, 2001, pp.111-118.
2）橋本　省：初期聴神経腫瘍の診断と治療・私はこうしている．Modern Physician, 19： 165-168, 1999.
3）平山正昭，祖父江元：自律神経疾患とめまい．診断と治療，86： 1202-1206, 1998.
4）宇井　進：低血圧の治療．日本医事新報，3971： 7-13, 2000.
5）植村研一：頭痛，めまい，しびれの臨床．医学書院，東京，1987, pp.55-104.
6）石川　中，末松弘之：信号と象徴からみた心身相関．心身医，25： 481, 1985.
7）中野弘一：心身医学的治療草稿．人間総合科学，4： 137-147, 2002.

4. 冷える感じ
1）寺澤捷年：漢方医学における冷え性の認識とその治療．生薬学： 85-96, 1987.
2）American Psychiatric Association ： The Diagnostic and statistical manual of mental disorders fourth edition　DSM-Ⅳ-TR精神疾患の診断・統計マニュアル．医学書院，東京，2000.
3）Jameson, J.L., Weetman, A.P.： Diseases of Thyroid Gland, In Harrison's Priciples of Internal Medicine 16th ed. KasrerDL et al. （eds）McGrow-Hill. pp.2104-2127, 2005.
4）CreagerMA, DzauVJ ： Vasucular Diseases of Extremities,.InHarrison's Priciples of Internal Medicine（eds Kasper, D.L., et al）. 16th ed., McGrow-Hill, 2005, pp.1486-1494.
5）中野弘一，袖本武男，袖本礼子，他：心理的疾患，パニック障害，身体表現性障害，不安障害，うつ状態．CurrentTherapy, 19： 1295-1298, 2001.
6）川越宏文，高橋健二，川嶋朗，他：冷えの実態調査―基礎的データーと疾患別の冷え頻度―．診断と治療，91： 2293-2296, 2003.
7）坂口俊二：冷えについて．Biomedical Thermology, 21： 60-63, 2001.
8）高尾文子，東真由果，石井洋三：大学生の冷え症に関する研究―疲労および食生活との関係―．Biomedical Thermology, 24： 51-57, 2005.
9）松尾博哉：冷え症と漢方．産婦人科治療，82： 329-332, 2001.
10）林　久恵，伊藤沙夜香：いわゆる下肢のむくみ・冷え性と理学療法．理学療法，21： 830-837, 2004.
11）Kunert, M.P.： Evaluation and management of orthostatic hypotension in elderly individuals. Jgerentol, Nurs., 25： 42-46, 1999.
12）後山尚久：冷え症の漢方治療．産婦人科治療，84： 227-235, 2002.
13）南雲久美子：フローチャートでみる漢方薬の選び方．薬局，54：2113-2119,

2003.
14) 木下優子：女性の冷えに対する漢方治療．産婦人科の実際, 54：1397-1403, 2005.

5. なかなか寝付けない

1) 中野弘一：プライマリ・ケア医のための睡眠導入薬の最新動向と適切な使い方．日本医事新報, 3988：28-32, 2000.
2) 中野弘一：心身症における薬物療法．医薬ジャーナル, 38：3019-3023, 2002.
3) 村崎光邦：我が国における向精神薬の現状と展望．臨床精神薬理, 4：3-27, 2001.
4) 中野弘一：ストレス関連疾患治療に用いる抗不安薬．総合臨床, 48：1772-1775, 1999.

6. かゆみによる不眠

1) Goldberg, D., Huxley, P.：Common mental disorder routledge, 1992.（中根允文, 訳：一般診療科における不安と抑うつ．創造出版, 東京, 2000.）
2) Beckman, H.B., Frankel, R.M.：The effect of physician behavior on the collection of data. Ann. Intern. Med., 101：692-694, 1984.
3) Cole, S.A., Bird, J.：The medical interview the three-function approach. 2nd ed., Mosby, 2000.（飯島克己, 佐々木将人, 訳：メディカルインタビュー．メディカルサイエンス・インターナショナル, 東京, 2003.）
4) American Psychiatric Association：Diagnostic and ststistical manual of mental disorders. 4th ed., text revisionAPA, WashingtonDC, 2000.（高橋三郎, 大野　裕, 染谷俊幸, 訳：DSM-Ⅳ-TR精神疾患の診断・統計マニュアル．医学書院, 東京, 2002.）
5) 中村雄二郎：臨床の知とはなにか．岩波書店, 東京, 1992.

7. 勃起しないという困惑

1) 白井将文, 他：バイアグラ発売以降の性機能外来．日性会誌, 15：387-396, 2000.
2) 白井将文, 木村行雄：Dインポテンスの原因．インポテンス―診断と治療の実際―（インポテンス研究会, 編）．メディカルトリビューン社, 東京, 1982, pp.18-23.
3) American Psychiatric Association：Diagnosic and Statistical Manual of mental Disorders 4th ed., APA, WashingtonDC, 1994, pp.493-538.
4) 滝本至得：心因性勃起障害．新図説泌尿怨科学講座 4, 内分泌疾患, 性障害（小柳知彦, 他, 編）．メジカルビュー社, 東京, 1999, pp.314-319.

5) Kaplan, H.S.: the New Sextherapy.Brunner/MazelPublishers,New York, 1974. (ヘレン S・カプラン（野末源一，訳）：ニュー・セックス・セラピー．星和書店，東京，1982.)
6) 石津　宏：EDの治療第一選択．心理療法，臨床と研究，76：889-896, 1999.
7) 野末源一：女性側因子とインポテンス．泌尿器科MOOK 3, インポテンス診療の実際（白井将文，編）．金原出版，東京，1992, pp.200-205.
8) 小此木啓吾：現代精神分析の基礎理論．弘文堂，東京，1985, pp.237-291.
9) 石津　宏：インポテンス患者とメンタルヘルス・MentalHealthシリーズ．インポテンス（石津　宏，編）．同朋舎，京都，1990, pp.19-34.
10) 阿部輝夫：心理療法—ノン・エレクト法について—．性機能障害（三浦一陽，石井延久）．南山堂，東京，1998, pp.110-116.
11) 阿部輝夫：勃起障害に対する精神面からの治療—ノン・エレクト法を中心にして．臨床泌尿器科，47：667-672, 1993.
12) 白井将文，他：バイアグラ発売以降の性機能外来．日性会誌，15：387-396, 2000.
13) 後藤隆太，他：ED患者に対するクエン酸シルデナフィル投与の効果．日性会誌，5：218, 2000.
14) 野末源一：女性側因子とインポテンス．泌尿器科MOOK 3, インポテンス診療の実際（白井将文，編）．金原出版，東京，1992, pp.200-205.
15) 筒井末春，中野弘一：自律神経失調症．永井書店，大阪，1986, pp.103-105.

8. 浅くて速い呼吸

1) American Psychiatric Association Diagnostic and Statistical Manual of Mental Disorders, 4th ed., Text Revision, APA, Washington DC, 2000.（高橋三郎，大野裕，染矢俊幸，訳：DSM-Ⅳ-TR精神疾患の診断・統計マニュアル．医学書院，東京，2002, pp.413-426.）
2) 江花昭一：過換気症候群．レジデントノート，2：28-32, 2001.
3) 一條智康：レジデントノート，2：38-46, 2001.

9. 持続する微熱

1) Staus, S.E.: Chronic fatigue syndrome.Harrison's principles of internal medicine (eds Kasper, D.L., et al). 16th ed, MaGraw-Hill, NewYork, 2005, p.2545.
2) Hukuda, K., et al: The chronic fatigue syndrome. a comprehensive approach to its definition and study. Ann. Intern. Med., 121：953, 1994.
3) Alfari, N., Buchwald, D.: Chronic fatigue syndrome. A review. Am.J.Psychiat., 160：221, 2003.

4) 中野弘一：慢性疲労症候群．Farma Chugai, 2：7, 2005.
5) 中野弘一（分担）：慢性疲労症候群．今日の診療のためのガイドライン外来診療2005（泉　考英，編）．日経メディカル開発，東京，2005, pp.452-454.

10. 突然起きたパニック発作
1) 松崎淳人，中野弘一：不安状態．臨床医，30（増刊）：877-878, 2000.
2) WHO：The ICD-10 classification of mental and behavioural disorders. Clinical descriptions and diagnostic guidelines. WHO, 1992.（融　道男，中根允文，小見山実，監訳．ICD-10 精神および行動の障害―臨床記述と診断ガイドライン．医学書院，東京，1993.）
3) American Psychiatric Association：Diagnostic and statistical manual of mental disorders, 4th ed. text revision. APA. WashingtonDC, 2000.（高橋三郎，大野　裕，染矢俊幸，訳．DSM-Ⅳ-TR 精神疾患の診断と統計マニュアル．医学書院，東京，2002.）
4) Reus, V.I.：Mental disorder. Harrison's　Principles of Internal Medicine（eds Kasper, D.L., Braunwald, E., Fauci, A.S.）．16th ed., McGraw-Hill. 2005, pp2547-2561.
5) 中野弘一：心臓神経症．今日の治療指針2000．医学書院，東京，2000, pp385-386.

11. 動悸・胸痛が気になる
1) 中野弘一：いわゆる心臓神経症．医学のあゆみ，147：169-171, 1988.
2) 春見建一, 他：厚生省循環器病委託研究"いわゆる心臓神経症の診断基準並びに治療薬薬効評価確立に関する研究"報告，1989.
3) Krantz, D.S., Hedges, S.M., Gabbay, F.H., et al：Triggers of angina and ST-segment depression in ambulatory patients with coronary artery disease；Evidence for　uncoupling of angina and ischemia. Am. Hearat. J.,128：703-712, 1994.
4) Kroenke, K., Mangelsdorff, A.D.：Common symptoms in ambulatory care；Incidence, evaluation, therapy and outcome. Am. J.M., ed86：262-266, 1989.
5) Katon, W., Hall, M.L., Russo, J., et al：Chest pain；Relatiomship of psychiatric illness in coronary arteriographic results. Am. J.Med.,：100：138-148, 1996.
6) Weber, B.E., Kapoor, W.N.：Evaluation and outcomes of patients with palpitations. Am. J.Med., l00：138-148, 1996.
7) Barsky, A.J., Cleary, P.D., Sarnie, M.K., et al：Panic disorder, palpitations, and the awareness of cardiac activity. J. Nerv. Ment. Dis., 182：63-71, 1994.
8) 中野弘一：心身症．からだの科学，7（増刊）：237-242, 1990.

9）中野弘一：心理テスト．JOHNS, 10：531-533, 1994.
10）中野弘一：心身症一心理．社会のみかた．治療, 71：919-922, 1989.

12. 軽症うつ病の診断と治療

1) Churchill, R., Dewey, M., Gretton, V., et al：Should general practitioner refer people with major depression to counsellors? A review of current published evidence. Br.J.Gen.Pract., 49：738-743, 1999.
2) Elkin, L., Shea, M.T., Watkins, J.T., et al：National Institute of Mental Health treatment of depression collaborative reseach program；general effectiveness of treatments.Arch.Gen.Psychiatry, 46：971-982, 1989.
3) 藤原茂樹：一般人口におけるうつ病の頻度および発症要因に関する疫学的研究．慶応医学, 72：551-528, 1995.
4) Gloaguen, V., Cottraux, J., Cucherat, M., et al：A meta-analysis of the effects of cognitive therapy in depressed peaple1998. J. Affect. Disord., 49：59-72, 1998.
5) Mynor-Wallis, L.M., Gath, D.H., Lloyd-Thomas, A. R.et al：Randomised controlled trail comparing problem solving treatment with amitriptyline and placebo for major depression in primary care. BMJ, 310：441-445, 1995.
6) 中野弘一，筒井末春：心療内科における老年期デプレッション．心身医学, 25：175-180, 1985.
7) 中野弘一：警告うつ病　抗うつ薬の進歩（筒井末春，編）．医薬ジャーナル社，大阪，1992, pp.227-235.
8) Nakano, K., Tsuboi, K., Tsutsui, S.：The present conditions of epression seen at the department of psychosomatic medicine and points of clinical conditions. Jpn. J. Psychosom.Med., 33：119-126, 1993.
9) 中野弘一：うつ状態の捉え方と日常の気分の変調への対処．医報フジ, 100：41-48, 1996.
10) 中野弘一：抗うつ薬の選択をめぐって．不定愁訴：11-15, 2000.
11) 中野弘一：日常診療に診るうつ　うつ状態の新しい薬物療法の展開．水戸市医師会報, 140：15-24, 1999.
12) 中野弘一：内科領域における軽症うつ病　うつ状態の診断と治療．日本臨床内科医会誌, 15：371-373, 2001.
13) 中野弘一：うつ病患者の受療行動と薬物治療への満足度．日本医事新報, 4076：24-28, 2002.
14) 野村　忍，井出雅弘，熊野宏昭，他：心療内科データベースに関する研究（第1報）．心身医療, 3：85-93, 1991.

15) Rost, K., et al : The deliberate misdiagnosis of major depression in primary care.Arch.Fam.Med.,3 : 333-337, 1994.
16) Sehulberg, H.C., Katon, K.J., Simon, G.E., et al : Best clinical practice ; guideline for managing major depression in primary medical care. Clin. Psychiatry, 60 (Suppl. 7) : 19-26, 1999.
17) Stunn, R., Meredith, L.S., Wells, K.B. : Provider choice and continuity for the treatment of depression.Med.Care, 34 : 723-734, 1996.
18) 渡辺洋一郎, 他：うつ病患者の受診経路について. 日本医事新報, 3149 : 48-51, 1984.
19) WHO : The ICD-10classification of mental and behavioral disorders clinical description and diagnostic guideline（融　道男, 他, 監訳：ICD-10精神および行動の障害. 医学書院, 東京, 1993.）.
20) Whooley, M.A., Simon, G.E. : Managing depression in medical outpatients. N. Eng. J. Med, 343 : 1942-1950, 2000.

13. 対象喪失後の抑うつ
1) 中野弘一：内科領域における軽症うつ病・うつ状態の診断と治療. 日臨内科医会誌, 15 : 371, 2001.
2) Schulberg, H.C., et al. : Best clinical practice : guidelines for managing major depression in prlmary medical care. J. Clin. Psychiatry, 60（Suppl7）: 19, 1999.
3) WHO : The ICD-10 classification of mental and behavioral disorders clinical description and diagnostic guideline（融　道男, 他, 監訳：ICD-10精神および行動の障害, 医学書院, 東京, 1993.）.
4) 中野弘一：内科診療における軽症うつ病の診断と治療. 臨精薬理, 6 : 181, 2003.
5) 中野弘一：うつ病患者の受療行動と薬物治療への満足度. 日本医事新報, 4076 : 24, 2002.

14. 脳血管障害後のうつ
1) 中根允文：プライマリーケアにおける脳血管性うつ状態（Vascular Depression）の診断と診療指針. Geriatric Medicine, 37 : 1195-1199, 1999.
2) starkstein, S.E., Robinson, R.G. : Affective disrders and cerebral vascular disease. Br. J. Psychiatry, 154 : 170-182, 1989.
3) Buvill, G.A., Jhonson, G.A., Jamrozik, K.D., et al : Prevalence of depression after stroke ; the Perth community stroke study. Br. J. Psychitry, 166 : 320-327, 1995.
4) WHO : Diagnostic and management guidelines for mental diorders in primary care. In ICD-10 Chapter V in Primary Care Virsion.Hogrefe & Huber Publisher.

1996.（中根允文，他，訳：プライマリケアにおける精神疾患の診断と診断指針．ライフサイエンス社，東京，1998.）

15. 摂食障害としての拒食

1) 中野弘一：摂食障害の初期治療　神経性食欲不振症を中心に．思春期学，21：327-330, 2003.
2) 中野弘一，筒井末春：神経性食欲不振症の摂食異常．治療学，21：507-510, 1988.
3) 中野弘一，他：食行動異常を示す大学生及び患者の実態．ストレス科学，9：33-36, 1995.
4) 筒井末春，他：摂食障害患者の心療内科外来受診の動向について．厚生省特定疾患神経性食欲不振症調査研究班平成5年度研究報告書，1995, pp.36-39.
5) 美ノ谷新子，他：摂食障害診療の病院の初期対応について．心身医学，42：371-378, 2002.
6) 中島弘子，中野弘一，坪井康次，他：摂食障害患者の症候と経過との関連．心身医学，31：447-452, 1994.
7) Keel, P.K., Michel, J.E.：Outcome inBulimia Nervosa. Am. J. Psychiatry, l54：313-321, 1997.
8) 加藤明子，芝山幸久，坪井康次，他：大学時代のメンタルヘルスがその後に及ぼす影響．心身医学，40：221-228, 2000.
9) 中野弘一：平成11年度厚生省 精神・疾息研究委託費による研究報告書摂食障害の治療状況．予後に関する調査研究，1999, p.446.
10) 中野弘一，他：プライマリケアにおいて摂食障害を治療する可能性についての検討．厚生労働省 精神・神経疾患研究委託費摂食障害の新たな診断・治療ガイドライン作成と臨床的実証研究報告書，2001.
11) American Psychiatric Association Work Group on Eating Disorders；Practice guideline for the treatment of patients with eating disorders (revision). Am. J. Psychiatry, 157 (Suppl. 7)：1-39, 2000.

16. ダイエットによる心身症

1) 中野弘一：神経性食欲不堰症と「健康食品」．保健の科学，33：250-254, 1991.
2) Garner, D.M., et al：Cultural expectations of thinness in women. Psycho. Rcp., 483, 1980.
3) 中野弘一，坪井康次，篠田知章：大学生の生活習慣（ライフスタイル）ならびに食行動に関する調査．第30全国大学保健管理研究集会報告書，1993, pp.296-298.

4) Pyle, R., et al：The incidence of bulimia in freshman cotlege students.Int.J. Eat. Disord., 2：75-80, 1983.
5) Mann, A.H., et al：Screening for abnormal eating attitudes and psychiatric morbidity in an unselected population of 15-year-old-schoolgirls.Psychol.Med.,18：573-580, 1983.
6) Johnson-Sabine, E., et al：Abnormal eating attitudes in London schoolgirls a prospective epidemiological study；factors associated with abnormal response on screening questionnairs. Psycho. Med.,18：615-622, 1988.
7) 中野弘一, 中島弘子, 坪井康次, 他：食行動異常を示す大学生および患者の実態. ストレス科学, 9：33-36, 1995.
8) Walsh, B.T.：Eating Disorder. Harrision principles of lnternal Medicine（eds Brawnwald, E. et al). 15th., McGraw-Hill, 2001.（福井次矢, 黒川 清, 監修：ハリソン内科学. 原著15版, メディカル・サイエンス・インターナショナル, 東京, 2006, pp.496-501）
9) American Psychiatric Association：Diagnostic Sttatistical Manual of Mental Disorders, 4th ed., APA.Washington DC. 1994（高橋三郎, 他：DSM－Ⅳ精神疾患の分類と診断の手引. 医学書院. 東京, 1995.）
10) 中野弘一, 中島弘子：摂食障害の概念と分類. 日本臨床, 59：528-533, 2001.
11) 筒井末春, 中野弘一, 坪井康次：神経性食欲不塀症の治療に関する研究—薬物療法における問題点—. 厚生省特定疾患・中枢性摂食異常調査研究班. 昭和56年度研究報告書, 1982, pp.170-180.
12) 筒井末春, 他：神経性食思不振症治療指針案—厚生省特定疾患・神経性食思不振症調査研究班 昭和61年度研究報告書, 1987, pp.336-357.
13) 中野弘一：摂食障害の心身医療. 新興医学出版社, 2001, pp.1-121.

17. いわゆる自律神経失調症
1) 中野弘一, 他：不定愁訴の歴史的変遷. 医学のあゆみ, 81：1009-1012, 1997.
2) 中野弘一：自律神経失調症の診断に関する検討. 心身医, 29：35-42, 1989.
3) WHO. Diagnostic alld management guidelines for mental disorders in primary care. ICD-10 chapter V primary care version（ICD-10プライマリ・ケアにおける精神疾患の診断と診療指針. ライフサイエンス社, 東京, 1998.）

18. 不定愁訴ということ
1) 中野弘一, 羽仁真奈実, 松崎淳人, 他：いわゆる自律神経失調症. JIM, 11：632-635, 2001.
2) 中野弘一, 他：不定愁訴の歴史的変遷. 医学のあゆみ, 181：1009-1012, 1997.

3） WHO. Diagnostic and management guidelines for mental disorders in primary care. ICD-10 chapter V primary care version（ICD-10プライマリ・ケアにおける精神疾患の診断と診療指針．ライフサイエンス社．東京，1998.）
4） 中野弘一：ストレス関連疾患治療に用いる抗不安薬．綜合臨牀，48：1772-1775, 1999.
5） 日本内科学会認定医制度審議会：日本内科学会認定医制度研修カリキュラム，改訂6版，1997, pp.3-33.
6） 大下　敦，中野弘一：心身症としての低血圧評価モデル．心身医療，8：1010-1013, 1996.

19. 生活習慣病としての中年期心身症

1） 佐藤哲哉，他：中年期の発達課題と精神障害―ライフサイクル論の観点から（第1回）．精神医，28：732, 1986.
2） 佐藤哲哉，他：中年期の発達課題と精神障害―ライフサイクル論の観点から（第2回）．精神医，28：980, 1986.
3） Levinson, D.J.：The season of a man's life 1978（ダニエル・レビンソン，南　博，訳：ライフサイクルの心理学．講談社，東京，1992.）
4） 中野弘一：ストレス対処としてのアルコールの功罪．東京プライマリケア研究会誌，6：62-65, 1994.
5） 中野弘一，芝山幸久，村林信行，他：心療内科における中年期ストレスとその対応．ストレス科学，11：169-173, 1996.
6） 佐々淳行：東大落城―安田講堂攻防72時間―．文芸春秋，東京，1996.
7） 中野弘一，筒井末春，芝山幸久，他：いわゆる男子更年期に関する心身医学的検討．ホルモンと臨床，38（suppl）：91-99, 1991.
8） Nakano, K., Tsuboi, K., Murabayashi, N., et al：Adjustment disorders and psychosomatic disorders among company employees. Jpn. J. Psychosom. Med., 34：219-224, 1994.
9） 中野弘一：中高年のメンタルヘルス．人間総合科学大学，2001.
10） 南木佳士：夏のおしるこ．医者という仕事．埼玉福祉会，埼玉，1995, pp.165-171.
11） 中野弘一：介護者の心．心身医療 7：1450-1453, 1995.

20. 中年期クライシスをむかえて

1） 自殺者年3万人下回る経済好転？ 慎重な見方も．朝日新聞，2006.10.21.
2） 中野弘一：心因性勃起障害の成立機序．綜合臨牀，60（増刊6）：439-442, 2002.
3） 中野弘一：心因性勃起障害の心理療法．綜合臨牀，60（増刊6）：443-446, 2002.

4）Levinson, D.J.：The season of a man's life 1978.（ダニエル・レビンソン，南　博，訳：ライフサイクルの心理学，講談社，東京，1992.）
5）伊藤　洸：精神発達と分離―個体化理論（小此木啓吾，編）．青年の精神病理 2. 弘文堂，東京，1980, pp.67-86.
6）中野弘一：男子更年期の心理―発達課題と性役割の変化―．ストレスと臨床，20：6-9, 2004.
7）Nakano, K., Tsuboi, K., Murabayashi, N., et al：Adjustment disorders and psychosomatic disorders among company employees. Jpn. J. Psychosom. Med., 34：219-224, 1994.
8）中野弘一，芝山幸久，村林信行，他：心療内科における中年期ストレスとその対応．ストレス科学，11：169-173, 1996.
9）佐藤哲哉，他：中年期の発達課題と精神障害―ライフサイクル論の観点から（第1回）．精神医，28：732, 1986.
10）佐藤哲哉，他：中年期の発達課題と精神障害―ライフサイクル論の観点から（第2回）．精神医，28：980, 1986.
11）中野弘一：男子更年期の評価と対処に関して．心身医学，44：407-413, 2004.

21. 頑張りすぎる中年男性

1）中野弘一：男性更年期の心理―発達課題と性役割の変化．ストレスと臨床，20：6-9, 2004.
2）中野弘一，筒井末春，村林信行，他：心療内科における中年期ストレスとその対応．ストレス科学，11：169-173, 1996.
3）中野弘一：中高年者のメンタルストレス．人間総合科学大学，2001.
4）中野弘一：ストレス対処としてのアルコールの功罪．東京プライマリケア研究会誌，6：62-65, 1994.
5）中野弘一，芝山幸久，村林信行，他：心療内科における中年期ストレスとその対応．ストレス科学，11：169-173, 1996.
6）中野弘一，筒井末春，芝山幸久，他：いわゆる男子更年期に関する心身医学的検討．ホルモンと臨床，38（suppl）：91-99, 1991.
7）Nakano, K., Tsuboi, K., Murabayashi, N., et al：Adjustment disorders and psychosomatic disorders among company employees. Jpn. J. Psychosom. Med., 34：219-224, 1994.
8）佐藤哲哉，他：中年期の発達課題と精神障害―ライフサイクル論の観点から（第1回）．精神医，28：732, 1986.
9）佐藤哲哉，他：中年期の発達課題と精神障害―ライフサイクル論の観点から（第

2回).精神医,28：980,1986.
10) Levinson, D.J.：The season of a man's life 1978.（ダニエル・レビンソン,南　博,訳：ライフサイクルの心理学.講談社,東京,1992.)

22. 中高年のライフサイクル的不安
1) 中野弘一：中高年男性の不安の評価と介入.綜合臨牀,53：513-518,2004.
2) 中野弘一,筒井末春,芝山幸久,他：いわゆる男子更年期に関する心身医学的検討.ホルモンと臨床,38：91-99,1990.
3) 中野弘一,筒井末春,村林信行,他：心療内科における中年期ストレスとその対応.ストレス科学,11：169-173,1996.
4) 中野弘一：中高年者のメンタルストレス.人間総合科学大学,2001.
5) The World Health Organization, The ICD-10 Classification of Mental and Behavioural Disorders ： Clinical descriptions and diagnostic guidelines WH0, Geneva, 1992.（融　道男,中根允文,小宮山実,監訳：ICD-10 精神および行動の障害—臨床記述と診断ガイドライン.医学書院,東京,1993.）
6) 中島弘子,芝山幸久,坪井康次,他：不安愁訴を訴える老人患者への治療的対応.臨床精神医学,21：412-416, l992.
7) 中野弘一,中島弘子,筒井末春：老年期の神経症,診断と治療,76：975-977,1988.

23. ひきこもり
1) 井村裕夫：医のフィリア.中山書店,東京,1995.
2) 中村雄二郎：臨床の知とは何か.岩波書店,東京,1992.
3) 和座一弘：精神疾患のスクリーニングテスト PHQ.実地医家のための会10月例会発表要旨,2001.
4) Miller, J.G.：General systems theory. Comprehensive Text ofPsychiatry Ⅱ （eds Freadman, K.M., Kaplan, H., Sadock, B.J.). Williams & Wilkins, Baltmore, 1975, pp.75-88.
5) 中野弘一：全人的医療モデルの実際.日本医師会誌,109：1039-1041,1993.
6) 中野弘一：心身医学的治療理論草稿.人間総合科学,4：137-147,2002.
7) 融　道男,他,監訳：ICD-10 精神および行動の障害臨床記述と診断ガイドライン.医学書院,東京,1993.
8) 大森健一：うつ病とひきこもり.臨床精神医学,26：1179-1183,1997.
9) 永田俊彦：精神分裂病とひきこもり.臨床精神医学,26：1185-l189,1997.
10) 犬塚文雄：応答演習.医学教育,21：219-224,1990.
11) 前田重治：心理療法の進め方.創元社,大阪,1978.

12) 加藤明子, 他：大学時代のメンタルヘルスがその後に及ぼす影響. 心身医学, 40：221-228, 2000.
13) 小此木啓吾：家庭精神医学の臨床的課題. 講座家族精神医学 1巻. 弘文堂, 東京, 1981, p.13.
14) 近藤直司：青年期のひきこもりについて. 精神経誌, 103：556-565, 2001.
15) 近藤直司：ひきこもりケースの家族援助. 金剛出版, 東京, 2001.
16) 皆川邦直：固有の思春期までに発症する「ひきこもり」の精神病理と治療. 親ガイダンスの重要性を中心に. ひきこもりケースの家族援助（近藤直司, 編）. 金剛出版, 東京, 2001.
17) 狩野力八郎：スキゾイド病理をもつ家族への援助. ひきこもりケースの家族援助（近藤直司, 編）. 金剛出版, 2001.

24. 心身症におけるストレス

1) American Psychiatric Association：The Diagnostic and statistical manual of mental disorders fourth edition DSM-Ⅳ-TR 精神疾患の診断・統計マニュアル. 医学書院, 東京, 2000.
2) 加藤明子, 他：大学時代のメンタルヘルスがその後に及ぼす影響. 心身医学, 40：221-225, 2000.
3) Markovitz, J.：Psychosocial interventions can improve clinical outcomes in organic disease-Modulator introduction. Psychosom. med., 64：549-551, 2002.
4) Williams, R.B., Schneiderman, N., Resolved：Psychosocial interventions can improve clinical outcomes in organic disease (Pro). Psychosom. med., 64：552-557, 2002.
5) Relman, A.S., Angell, M.：Psychosocial interventions can improve clinical outcomes in organic disease (Con). Psychosom. med., 64：558-563, 2002.
6) Schneiderman, N., et al：Psychosocial and biobehavioral aspects of chronic disease management. Ann. Rev. Psychol., 52：555-580, 2001.
7) Williams, R.B., Schneiderman, N., Relman, A.S., et al：Psychosocial interventions can improve clinical outcomes in organic disease-Rebuttals and closing arguments. Psychosom. med., 64：562-567, 2002.
8) Psychosocial interventions can improve clinical outcomes in organic disease-Discussant comments. Psychosom. med., 64：568-570, 2002.
9) Karasek, R.A.：Job demands,job decision attitude and mental strain.implications for job redesign. Admin. Sci. Guart., 24：285-308, 1979.
10) Karasek, R.A., et al：Job decision, attitude, job demand and cardiovascular

disease ; a prospective study of Swedish men. Am. J. Public. Health, 78 : 694-705, 1981.
11) Johnson, J.V., Hall, E.M. : Job strain,work place social support and cardiovascular diseases ; a cross-sectional study of a randam sample of the Swedish working population. Am. J. Public. Health, 78 : 1336-1342, 1988.
12) Keel, P.K., et al : Outcome in Bulimia Nervosa. Am. J. Psychiatry, 154 : 313, 1997.
13) Goodwin, P.J., et al : The effect of group psychosocial support on survival in metastatic breast cancer.N. Engl. J. Med., 345 : 1719-1726, 2001.
14) Engel, G.L. : The clinical application of the biopsychosocial model.Am J Psychiatry, 137 : 535, 1980.

25. 新しい難治性治療モデル

1) 中野弘一：心身医学的治療草稿．人間総合科学, 4 : 137-147, 2002.
2) 中野弘一：治療の設定と仕方．臨床医, 7 : 2303-2304, 1981.
3) Engel, G.L. : The clinical application of the bio-psycho-social model. Am. J. Psychiatry, 137 : 535, 1980.
4) 池見酉次郎：心身医学，行動医学，生命倫理．心身医, 22 : 381, 1985.
5) 石川　中，末松弘之：信号と象徴からみた心身相関．心身医, 25 : 481, 1985.
6) 中野弘一：全人的医療モデルの実際．日本医師会誌, 109 : 1039-1041, 1992.
7) 中野弘一：こころの臨床とリウマチ臨床との連携．第45回日本リウマチ学会総会学術集会 ランチョンセミナー要旨, 2001.
8) 中野弘一：薬物療法．Clinical Neurosicience, 5 : 1276-1278, 1989.
9) 上田英雄：内科学とは．内科学第5版（上田英雄，他，編）．朝倉書店，東京, 1991, pp.1-2.

おわりに

1) 東邦大学医学部：東邦大学医学部教育目標学習要項1, 2006.
2) 吉岡昭正：教授目標．医学教育マニュアル1, 医学教育の原理と進め方（日本医学教育学会教育開発委員会，編）．篠原出版，東京, 1978, pp.28-44.
3) 井村裕夫：医のフィリア．中山書店，東京, 1995.
4) 中村雄二郎：臨床の知とは何か．岩波書店，東京, 1992.
5) 高久史麿，編：医の現在．岩波書店，東京, 1999.
6) WMA（日本医師会訳）：ヘルシンキ宣言．日本医事新報, 3994 : 59-61, 2000.
7) 筒井末春，桂　戴作，菊池長徳，他：Clotiazepamの自律神経失調症に対する二重盲検比較成績．臨床医薬, 2 : 1395-1411, 1986.

8）筒井末春，中野弘一，坪井康次，他：新しい睡眠薬450191-Sの心療内科領域における二重盲検法による多施設薬効評価．基礎と臨床，21：3683-3699, 1987.
9）筒井末春，桂　戴作，末松弘行，他：内科領域における新規抗うつ薬塩酸トラゾドンの臨床評価－塩酸マプロチリンとの二重盲検比較試験－．臨床医薬，6：1193-1214, 1990.
10）CRC教育マニュアル作成委員会：医薬品開発の流れ．新GCP準拠　医療機関の治験実務．CRC治験従事者教育マニュアル．薬事時報社，東京，1998, pp.35-46.
11）大越寿子，筒井末春，橋本信一，他：仮面デプレッションの性格特性についての検討－MMPIを用いて－．日本心身医学会関東甲信越地方会講演抄録集，1990.
12）American Psychiatric Association：Diagnostic and Statistical Manual of Mental Disorders. 4th ed., APA. WashingtonDC, 1994.（高橋三郎，他，訳：DSM-IV精神疾患の分類と診断の手引．医学書院，東京，1995.）
13）筒井末春，三橋将人，大谷　純，他：意識障害を呈し来院した神経性食思不振症の難治例．厚生省特定疾患「神経性食思不振症調査研究班」昭和63年度報告書：289-290, 1989.
14）中野弘一，筒井末春：精神療法の導入に経管栄養を用いた神経性食欲不振症の一症例．東邦医学会雑誌，30：820-825, 1984.
15）中野弘一，田原啓二，菊池祥夫，他：摂食障害と脳波所見および臨床症状との関連について．臨床脳波，30：795-799, 1988.
16）中野弘一（分担）：一般内科診療における心身医学的アプローチ．今日の心身症治療（小此木啓吾，末松弘行，編）．金剛出版，東京，1991, pp.242-249.
17）中野弘一，森下尚幸，久松由華，他：摂食障害への初期対応と薬物による治療．心身医学，37：43-48, 1997.
18）中野弘一：プライマリ・ケアにおける心療内科．日本プライマリ・ケア学会誌，22：179-181, 1999.
19）加藤明子，芝山幸久，坪井康次，他：大学時代のメンタルヘルスがその後に及ぼす影響．心身医学，40：221-228, 2000.
20）中野弘一，中島弘子，平　陽一，他：摂食障害治療のエンドポイント設定についての臨床的検討．厚生省精神・神経疾患研究委託費11年度研報「摂食障害の治療状況，予後などに関する調査研究」，2000, p.446.
21）中島弘子，中野弘一，坪井康次，他：摂食障害患者の症候と経過との関連．心身医学，34：147-152, 1994.
22）Keel, P.K., Mitchell, J.E.：Outcome in Bulimia Nervosa. Am. J. Psychiatry, 154：

313-321, 1997.
23) 中野弘一：心身医学的治療理論草稿. 人間総合科学, 4：137-147, 2002.
24) Medical professionalism project：Medical professinalism in the new millennium；a physicians' charter. Lancet, 359：520, 2002.

索 引

〔英 字〕
aging male　150
AGML　1
ASO　26
Beckman　41
CFS　65
CFS診断基準　66
Cole　41
Engel　198
GHQ　84
here and now　168
Kaplan　49
MAS　83
MMPI　84
POTS　21
SDS　83, 90
SRQ-D　83, 90
SSRI　45, 74, 135
STAI　83
Vertigo　19
Y-Gテスト　84

〔あ〕
アイデンティティー拡散症候群　182

アテローム性動脈硬化症　26
アトピー性皮膚炎　39
アナフラニール　13
アミトリプチリン　93
アメジニウム　30
アルコール　35
アルプラゾラム　22, 74

〔い〕
医家性の病気　188
石津　49
イミプラミン　105

〔う〕
うつ状態　103
うつ病エピソード　92
うつ病スクリーニング　91

〔え〕
エチゾラム　34

〔お〕
オペラント条件づけ　123

〔か〕

絵画欲求不満テスト　85
介護　186
過換気症候群　22, 59
過換気発作　58, 61
過剰適応　5
過食症　117
家族同席療法　179
家族療法　178
学校連携　120
紙袋再呼吸法　62
かゆみ　39
感覚焦点法　55
ガンノイローゼ　4

〔き〕

気分障害　133
急性出血性胃粘膜病変　1
急性不安発作　29, 71
共感　176
拒食症　116, 127
起立性調節障害　26
起立頻脈症候群　21
緊張型頭痛　9

〔く〕

空間恐怖　72
クラクラする感じ　21

〔け〕

軽症うつ病　88
現実検討能力　86
現実心因性勃起障害　53
顕性不安検査　83
健忘　35

〔こ〕

抗うつ薬　13
高血圧症　95
甲状腺機能低下症　26
拘束水浸　1
広汎性発達障害　181
抗不安薬　35
混合性不安抑うつ障害　133

〔し〕

ジアゼパム　62
シェロング起立テスト　21
自家製の病気　188
自我の強さ　85
仕事中毒　145
自者制御　196
システム家族療法　179
質問紙法　82
耳鼻科　15
ジヒデルゴット　30
ジヒドロエルゴタミン　30

死別反応　100
社会的援助　165
社会的地位　154
受療行動　118
証　28
障害受容　111
消去モデル　173
条件づけ　54
情動的反応段階　86
常用量依存　13
自律神経失調症　129
シルデナフィル　55
心因性疼痛障害　12
心因性勃起障害　47, 52
心因性めまい　22
心気症　4
神経循環無力症　78
信号と象徴の原理　199
心身医学的治療モデル　17
心身症　2
心身症的機能障害　191
心身相関　2, 43
深層心因性勃起障害　53
心臓神経症　78
身体化障害　24
身体化症候群　138
身体性疼痛障害　12
身体表現性障害　139

身体表現性自律神経機能不全　134
心的距離　49
心理的ケア　167
心理的重症度　86
心理的ストレス　40, 42, 186
心理テスト　82
心療内科　4, 5

〔す〕
睡眠障害　31
睡眠導入薬　32
スキソイドジレンマ　51, 183
ストレス　186
ストレス潰瘍　1
頭鳴　193
スルピリド　23, 38

〔せ〕
生活習慣病　144
性機能障害　47
精神科コンサルテーション　98
精神病的反応段階　87
成長モデル　17, 199
性的興奮の障害　47
性的反応　55
生物・行動・心理・社会・生命倫理
　モデル　199
生物心理社会モデル　44

摂食行動　125
摂食障害　115, 125, 126
摂食障害の予後　119
セディール　37, 135, 170
セルシン　62
セルフコントロール　33
セロトニン　101
セロトニン1Aアゴニスト　141
全般性不安障害　9, 75

〔そ〕

ソーシャルサポート　7, 45, 148, 165
ソーシャル・サポート　190
ソラナックス　22, 74

〔た〕

ゾルピデム　34
ダイエット　122, 124
退却神経症　182
対象関係病理　50
対象喪失　99
対人恐怖　182
タイプA行動　109
多次元モデル　197
他者制御　196
タンドスピロン　37, 170

〔ち〕

地域医療連携（摂食障害）　120
知能検査　82
中高年の不安　163
中年期クライシス　149
中年期心身症　144
鎮痛薬　12

〔て〕

低血圧症　138
適応障害　174
テトラミド　34
デパス　34
デプロメール　107, 110
デマンド・コントロールモデル　7
デマンドコントロールモデル　190
転倒　38

〔と〕

投影　125
投影法　84
到達できないもの　205
疼痛性障害　11
糖尿病　95
逃避型抑うつ　182
東洋医学的治療　28
特性不安尺度　83
ドグマチール　13, 23, 38

トラゾドン　34
トリアゾラム　34
トリプタノール　13, 93

〔な〕
ナルシシズム　183

〔に〕
日常生活の気分の変調　104
ニトラゼパム　34
入院基準（摂食障害）　121
認知的行動療法　68
認知療法　105

〔の〕
脳血管障害後のうつ　107
脳血管性うつ　110
ノンベンゾジアゼピン系抗不安薬　45

〔は〕
バイアグラ　55
パキシル　13, 22, 23, 74, 101, 170
パニック障害　26, 71
パニック発作　22, 70
ハルシオン　34
パロキセチン　22, 23, 74, 101, 170

〔ひ〕
冷え症　25
冷え性　25
冷える　24
ひきこもり　171
非指示的対応　175
非薬物的アプローチ　103
標榜科　4

〔ふ〕
不眠　32
フルボキサミン　74, 107, 110, 170
ブロチゾラム　34
文章完成法　85

〔へ〕
並行家族面接　179
ペインマネジメント・プログラム　14
ベンザリン　34

〔ほ〕
包括的モデル　18
包括モデル　173, 202, 209
勃起障害　47

〔ま〕
マイスリー　34

慢性疼痛　10
慢性疲労症候群　65

〔み〕
ミアンセリン　34
ミドドリン　21, 30
耳鳴り　193

〔め〕
メトリジン　21, 30
めまい感　15

〔や〕
薬物療法　45
山アラシジレンマ　52

〔よ〕
予期不安　54

〔ら〕
ライフサイクル　146, 159

〔り〕
リスパダール　13
リズミック　30
離脱（ディタッチメント）　111
リハビリテーション　109
臨床の知　172
倫理的ジレンマ　206

〔る〕
ルボックス　74, 170

〔れ〕
レスリン　34
レンドルミン　34

〔ろ〕
ロールシャッハテスト　85
ロラゼパム　22

〔わ〕
ワイパックス　22

著者紹介
中野　弘一（なかの　こういち）

東邦大学学長補佐（研究支援担当），医学部教授，医学博士．
1954年，横浜市に生まれる．
1978年東邦大学医学部卒業，82年同大学院修了．同大学助手，講師，助教授を経て，1997年より教授（心身医学）．2002年卒後臨床研修／生涯教育センター長，西穂高診療所運営委員長，2009年東邦大学学長補佐（研究支援担当）．
専門は，心身医学，プライマリケア医学，医学教育．
主な著書に，筒井末春先生との共著で『心身症入門』（女子栄養大学出版部），『自律神経失調症』（永井書店），『心身医学入門』（南山堂），単著では，中高齢者の心とメンタルヘルス（人間総合科学大学），摂食障害の心身医療（新興医学出版社）ほか．

© 2009　　　　　　　　　　　　　　第1版発行　2009年9月10日

心療内科ケーススタディ
プライマリケアにおける心身医療

（定価はカバーに表示してあります）

検印省略	著　者　中野弘一 発行者　服部治夫 発行所　株式会社 新興医学出版社 〒113-0033 東京都文京区本郷6丁目26番8号 電話 03（3816）2853　FAX 03（3816）2895

印刷　株式会社 藤美社　　ISBN978-4-88002-803-3　　郵便振替　00120-8-191625

・本書の複製権・上映権・譲渡権・公衆送信権（送信可能化権を含む）は株式会社新興医学出版社が保有します．
・**JCOPY**〈（社）出版者著作権管理機構 委託出版物〉
本書の無断複写は著作権法上での例外を除き禁じられています．複写される場合は，そのつど事前に（社）出版者著作権管理機構（電話03-3513-6969，FAX 03-3513-6979，e-mail : info@jcopy.or.jp）の許諾を得てください．